# Tervislikult taimsel

Avasta uusi maitseid ja naudi tervislikku eluviisi koos maitsvate taimsete roogadega

Kadri Külvik

## Sisukord

Traditsiooniline India Rajma Dal ........... 9

Punase oa salat ........... 11

Anasazi oa- ja köögiviljahautis ........... 13

Lihtne ja südamlik Shakshuka ........... 15

Vanaaegne tšilli ........... 17

Lihtne punase läätse salat ........... 19

Vahemere stiilis kikerhernesalat ........... 21

Traditsiooniline Toscana oahautis (Ribollita) ........... 24

Beluga läätse- ja köögiviljamelange ........... 26

Mehhiko kikerherne taco kausid ........... 28

Indiaanlane Dal Makhani ........... 30

Mehhiko stiilis oakauss ........... 32

Klassikaline Itaalia Minestrone ........... 34

Roheline läätsehautis kaelusrohelistega ........... 36

Kikerherne aia köögiviljade segu ........... 38

Kuum ubade dipikaste ........... 40

Hiina stiilis sojaoasalat ........... 42

Vanaaegne läätse- ja köögiviljahautis ........... 45

India Chana Masala ........... 47

Punase oa pasteet ............................................................................... 49

Pruun läätsekauss .............................................................................. 51

Kuum ja vürtsikas Anasazi oasupp ................................................... 53

Black-Eyed herne salat (Ñebbe) ....................................................... 55

Ema kuulus tšilli ................................................................................. 57

Kreemjas kikerhernesalat piiniapähklitega ..................................... 59

Black Bean Buda Bowl ....................................................................... 61

Lähis-Ida kikerhernehautis ............................................................... 63

Läätse- ja tomatikaste ....................................................................... 65

Kreemjas rohelise herne salat .......................................................... 67

Lähis-Ida Za'atari hummus ............................................................... 70

Läätsesalat piiniapähklitega ............................................................. 72

Kuum Anasazi oasalat ....................................................................... 74

Traditsiooniline Mnazalehi hautis .................................................... 76

Piparpunane läätsemääre ................................................................. 78

Wokis praetud vürtsikas lumihernes ................................................ 80

Kiire igapäevane tšilli ........................................................................ 82

Kreemjas mustsilmhernesalat .......................................................... 84

Kikerhernega täidetud avokaadod ................................................... 86

Musta oa supp .................................................................................... 88

Beluga läätsesalat ürtidega .............................................................. 92

Itaalia oasalat ..................................................................................... 95

Valge oaga täidetud tomatid ... 97

Talvine mustsilmhernesupp ... 99

Punased oakotletid ... 101

Kodused herneburgerid ... 103

Musta oa ja spinati hautis ... 105

Klassikaline küüslauguriis ... 107

Pruun riis köögiviljade ja tofuga ... 109

Põhiline amarandipuder ... 111

. Maakondlik maisileib spinatiga ... 113

Riisipuding sõstardega ... 115

Hirsipuder sultanitega ... 117

Kinoapuder kuivatatud viigimarjadega ... 120

Leivapuding rosinatega ... 122

Bulguri nisu salat ... 124

Rukkipuder mustikakattega ... 126

Kookose sorgo puder ... 128

Isa aromaatne riis ... 130

Igapäevased soolased tangud ... 132

Kreeka stiilis odra salat ... 134

Lihtne magusmaisi jahu puder ... 136

Ema hirsimuffinid ... 138

Ingveri pruun riis ... 140

Magus kaerahelbed "tangud" .................................................................. 142

Freekeh kauss kuivatatud viigimarjadega ............................................ 144

Maisijahupuder vahtrasiirupiga ............................................................ 147

Vahemere stiilis riis ............................................................................... 149

Bulguri pannkoogid ............................................................................... 151

Šokolaadi rukkipuder ............................................................................ 153

Ehtne Aafrika Mielie eine ...................................................................... 155

Teff puder kuivatatud viigimarjadega ................................................... 157

Dekadentne leivapuding aprikoosidega .............................................. 160

Chipotle koriandri riis ............................................................................ 162

Kaerapuder mandlitega ........................................................................ 164

Aromaatne hirsikauss ........................................................................... 166

Harissa Bulguri kauss ........................................................................... 168

Kookose kinoapuding ........................................................................... 171

Cremini seene risotto ........................................................................... 173

Värviline risotto köögiviljadega ............................................................ 175

Amaranti tangud kreeka pähklitega ..................................................... 177

Odrapilaf metsseentega ....................................................................... 179

Magusad maisileiva muffinid ............................................................... 181

Aromaatne riisipuding kuivatatud viigimarjadega .............................. 184

Potage au Quinoa ................................................................................. 186

Sorgo kauss mandlitega ....................................................................... 188

Bulguri muffinid rosinatega ..................................................190

Vanaaegne pilaf ..........................................................................192

Freekeh salat Za'atariga ............................................................194

Taimne amarandisupp ...............................................................196

Polenta seente ja kikerhernestega ..........................................199

Teffi salat avokaado ja ubadega ..............................................201

Üleöö kaerahelbed kreeka pähklitega ...................................203

Laimi kookospähkli kaste .........................................................205

Kodune guacamole ....................................................................207

Läbi aegade lihtsaim vegan Mayo ...........................................211

Päevalille- ja kanepiseemnevõi ..............................................213

Kreemjas sinepikaste ................................................................215

Traditsiooniline Balkani stiilis Ajvar .......................................217

## Traditsiooniline India Rajma Dal

*(Valmis umbes 20 minutiga | 4 portsjonit)*

Portsjoni kohta: kalorid: 269; Rasvad: 15,2g; Süsivesikud: 22,9 g; Valk: 7,2 g

*Koostisained*

3 spl seesamiõli

1 tl ingverit, hakitud

1 tl köömneid

1 tl koriandri seemneid

1 suur sibul, hakitud

1 sellerivars, tükeldatud

1 tl küüslauku, hakitud

1 tass tomatikastet

1 tl garam masala

1/2 tl karripulbrit

1 väike kaneelipulk

1 roheline tšilli, seemnetest puhastatud ja hakitud

2 tassi konserveeritud punaseid ube, nõrutatud

2 tassi köögiviljapuljongit

Koššersool ja jahvatatud must pipar, maitse järgi

*Juhised*

Kuumuta potis seesamiõli keskmisel-kõrgel kuumusel; nüüd hauta ingverit, köömneid ja koriandri seemneid, kuni need lõhnavad või umbes 30 sekundit.

Lisage sibul ja seller ning jätkake praadimist veel 3 minutit, kuni need on pehmenenud.

Lisage küüslauk ja jätkake praadimist 1 minut kauem.

Sega ülejäänud ained kastrulisse ja keera kuumus keema. Jätkake küpsetamist 10–12 minutit või kuni see on täielikult keedetud. Serveeri soojalt ja naudi!

## Punase oa salat

*(Valmis umbes 1 tunniga + jahutusaeg | 6 portsjonit)*

Portsjoni kohta: kalorid: 443; Rasvad: 19,2g; Süsivesikud: 52,2 g; Valk: 18,1 g

### Koostisained

3/4 naela punaseid ube, leotatud üleöö

2 paprikat, tükeldatud

1 porgand, tükeldatud ja riivitud

3 untsi külmutatud või konserveeritud maisiterad, nõrutatud

3 kuhjaga supilusikatäit talisibul, hakitud

2 küüslauguküünt, hakitud

1 punane tšillipipar, viilutatud

1/2 tassi ekstra neitsioliiviõli

2 spl õunasiidri äädikat

2 spl värsket sidrunimahla

Meresool ja jahvatatud must pipar, maitse järgi

2 spl värsket koriandrit, hakitud

2 spl värsket peterselli, hakitud

2 spl värsket basiilikut, hakitud

*Juhised*

Katke leotatud oad värske külma veega ja laske keema tõusta. Lase keeda umbes 10 minutit. Keera kuumus tulele ja jätka küpsetamist 50–55 minutit või kuni see on pehme.

Laske ubadel täielikult jahtuda, seejärel viige need salatikaussi.

Lisage ülejäänud koostisosad ja segage hästi. Head isu!

## Anasazi oa- ja köögiviljahautis

*(Valmis umbes 1 tunniga | 3 portsjonit)*

Portsjoni kohta: kalorid: 444; Rasv: 15,8g; Süsivesikud: 58,2 g; Valk: 20,2 g

### Koostisained

1 tass Anasazi ube, leotatud üleöö ja nõrutatud

3 tassi röstitud köögiviljapuljongit

1 loorber

1 tüümiani oksake, hakitud

1 rosmariini oks, tükeldatud

3 supilusikatäit oliiviõli

1 suur sibul, hakitud

2 sellerivart, tükeldatud

2 porgandit, hakitud

2 paprikat, seemnetest puhastatud ja tükeldatud

1 roheline tšillipipar, seemnetest puhastatud ja tükeldatud

2 küüslauguküünt, hakitud

Meresool ja jahvatatud must pipar, maitse järgi

1 tl Cayenne'i pipart

1 tl paprikat

*Juhised*

Aja kastrulis Anasazi oad ja puljong keema. Kui keeb, keera kuumus keema. Lisa loorber, tüümian ja rosmariin; lase küpsetada umbes 50 minutit või kuni pehme.

Samal ajal kuumuta paksupõhjalises potis keskmisel-kõrgel kuumusel oliiviõli. Nüüd hautage sibulat, sellerit, porgandit ja paprikat umbes 4 minutit, kuni need on pehmed.

Lisage küüslauk ja jätkake praadimist veel 30 sekundit või kuni see muutub aromaatseks.

Lisage praetud segu keedetud ubadele. Maitsesta soola, musta pipra, cayenne'i pipra ja paprikaga.

Jätkake aeg-ajalt segades keetmist veel 10 minutit või kuni kõik on läbi küpsenud. Head isu!

## Lihtne ja südamlik Shakshuka

*(Valmis umbes 50 minutiga | 4 portsjonit)*

Portsjoni kohta: kalorid: 324; Rasvad: 11,2g; Süsivesikud: 42,2 g; Valk: 15,8 g

*Koostisained*

2 spl oliivõli

1 sibul, hakitud

2 paprikat, tükeldatud

1 poblano pipar, tükeldatud

2 küüslauguküünt, hakitud

2 tomatit, püreestatud

Meresool ja must pipar, maitse järgi

1 tl kuivatatud basiilikut

1 tl punase pipra helbeid

1 tl paprikat

2 loorberilehte

1 tass kikerherneid, leotatud üleöö, loputatud ja nõrutatud

3 tassi köögiviljapuljongit

2 supilusikatäit värsket koriandrit, jämedalt hakitud

*Juhised*

Kuumuta oliivõli kastrulis keskmisel kuumusel. Kui see on kuum, küpseta sibulat, paprikat ja küüslauku umbes 4 minutit, kuni see on pehme ja aromaatne.

Lisa püreestatud tomatitomatid, meresool, must pipar, basiilik, punane pipar, paprika ja loorberilehed.

Keera kuumus tulele ning lisa kikerherned ja köögiviljapuljong. Küpseta 45 minutit või kuni pehme.

Maitse ja kohanda maitseaineid. Tõsta shakshuka lusikaga üksikutesse kaussidesse ja serveeri värske koriandriga. Head isu!

## Vanaaegne tšilli

*(Valmis umbes 1 tund 30 minutit | 4 portsjonit)*

Portsjoni kohta: kalorid: 514; Rasvad: 16,4g; Süsivesikud: 72 g; Valk: 25,8 g

*Koostisained*

3/4 naela punaseid ube, leotatud üleöö

2 spl oliiviõli

1 sibul, hakitud

2 paprikat, tükeldatud

1 punane tšillipipar, hakitud

2 ribi selleri, tükeldatud

2 küüslauguküünt, hakitud

2 loorberilehte

1 tl jahvatatud köömneid

1 tl tüümiani, hakitud

1 tl musta pipra tera

20 untsi purustatud tomateid

2 tassi köögiviljapuljongit

1 tl suitsupaprikat

Meresool, maitse järgi

2 spl värsket koriandrit, hakitud

1 avokaado, kivideta, kooritud ja viilutatud

*Juhised*

Katke leotatud oad värske külma veega ja laske keema tõusta. Lase keeda umbes 10 minutit. Keera kuumus tulele ja jätka küpsetamist 50–55 minutit või kuni see on pehme.

Kuumuta paksupõhjalises potis keskmisel kuumusel oliiviõli. Kui see on kuum, pruunistage sibul, paprika ja seller.

Prae küüslauku, loorberilehti, jahvatatud köömneid, tüümiani ja musta pipra tera umbes 1 minut.

Lisage kuubikuteks lõigatud tomatid, köögiviljapuljong, paprika, sool ja keedetud oad. Laske sellel aeg-ajalt segades podiseda 25–30 minutit või kuni see on keedetud.

Serveeri värske koriandri ja avokaadoga. Head isu!

## Lihtne punase läätse salat

*(Valmis umbes 20 minutiga + jahutusaeg | 3 portsjonit)*

Portsjoni kohta: Kalorid: 295; Rasv: 18,8g; Süsivesikud: 25,2 g; Valk: 8,5 g

### Koostisained

1/2 tassi punaseid läätsi, leotatud üleöö ja kurnatud

1 ½ tassi vett

1 oks rosmariini

1 loorberileht

1 tass viinamarjatomateid, poolitatud

1 kurk, õhukeselt viilutatud

1 paprika, õhukeselt viilutatud

1 küüslauguküüs, hakitud

1 sibul, õhukeselt viilutatud

2 spl värsket laimimahla

4 supilusikatäit oliivõli

Meresool ja jahvatatud must pipar, maitse järgi

*Juhised*

Lisa punased läätsed, vesi, rosmariin ja loorberileht kastrulisse ning kuumuta kõrgel kuumusel keema. Seejärel keera kuumus tulele ja jätka küpsetamist 20 minutit või kuni see on pehme.

Aseta läätsed salatikaussi ja lase täielikult jahtuda.

Lisage ülejäänud koostisosad ja segage hästi. Serveeri toatemperatuuril või hästi jahutatult.

Head isu!

## Vahemere stiilis kikerhernesalat

*(Valmis umbes 40 minutiga + jahutusaeg | 4 portsjonit)*

Portsjoni kohta: kalorid: 468; Rasv: 12,5g; Süsivesikud: 73 g; Valk: 21,8 g

### Koostisained

2 tassi kikerherneid, leotatud üleöö ja nõrutatud

1 Pärsia kurk, viilutatud

1 tass kirsstomateid, poolitatud

1 punane paprika, seemnetest puhastatud ja viilutatud

1 roheline paprika, seemnetest puhastatud ja viilutatud

1 tl deli sinepit

1 tl koriandri seemneid

1 tl jalapeno pipart, hakitud

1 spl värsket sidrunimahla

1 spl palsamiäädikat

1/4 tassi ekstra neitsioliiviõli

Meresool ja jahvatatud must pipar, maitse järgi

2 spl värsket koriandrit, hakitud

2 spl Kalamata oliive, kivideta ja viilutatud

*Juhised*

Aseta kikerherned potti; katke kikerherned 2 tolli võrra veega. Kuumuta see keema.

Keera kuumus kohe tulele ja jätka küpsetamist umbes 40 minutit või kuni see on pehme.

Viige kikerherned salatikaussi. Lisage ülejäänud koostisosad ja segage hästi. Head isu!

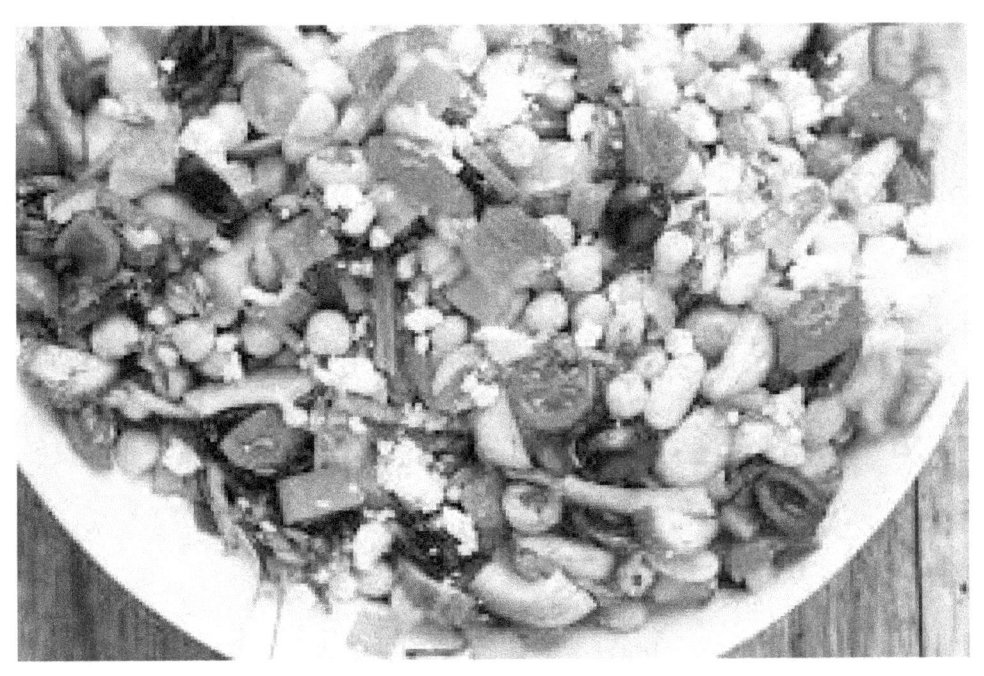

## Traditsiooniline Toscana oahautis (Ribollita)

*(Valmis umbes 25 minutiga | 5 portsjonit)*

Portsjoni kohta: kalorid: 388; Rasv: 10,3g; Süsivesikud: 57,3 g; Valk: 19,5 g

*Koostisained*

3 supilusikatäit oliiviõli

1 keskmine porrulauk, tükeldatud

1 seller lehtedega, tükeldatud

1 suvikõrvits, tükeldatud

1 Itaalia pipar, viilutatud

3 küüslauguküünt, purustatud

2 loorberilehte

Koššersool ja jahvatatud must pipar, maitse järgi

1 tl Cayenne'i pipart

1 (28 untsi) purki purustatud tomatit

2 tassi köögiviljapuljongit

2 (15 untsi) purki Põhja-ube, nõrutatud

2 tassi Lacinato lehtkapsast, tükkideks rebitud

1 tass crostini

*Juhised*

Kuumuta paksupõhjalises potis keskmisel kuumusel oliiviõli. Kui see on kuum, prae porrut, sellerit, suvikõrvitsat ja pipart umbes 4 minutit.

Prae küüslauku ja loorberilehti umbes 1 minut.

Lisa vürtsid, tomatid, puljong ja konservoad. Laske sellel aeg-ajalt segades podiseda umbes 15 minutit või kuni see on keedetud.

Lisage Lacinato lehtkapsas ja jätkake aeg-ajalt segades podisemist 4 minutit.

Serveeri crostiniga kaunistatult. Head isu!

## Beluga läätse- ja köögiviljamelange

*(Valmis umbes 25 minutiga | 5 portsjonit)*

Portsjoni kohta: kalorid: 382; Rasv: 9,3g; Süsivesikud: 59 g; Valk: 17,2 g

### Koostisained

3 supilusikatäit oliiviõli

1 sibul, hakitud

2 paprikat, seemnetest puhastatud ja tükeldatud

1 porgand, tükeldatud ja tükeldatud

1 pastinaak, lõigatud ja tükeldatud

1 tl ingverit, hakitud

2 küüslauguküünt, hakitud

Meresool ja jahvatatud must pipar, maitse järgi

1 suur suvikõrvits, tükeldatud

1 tass tomatikastet

1 tass köögiviljapuljongit

1 ½ tassi beluga läätsi, leotatud üleöö ja nõrutatud

2 tassi Šveitsi mangoldi

*Juhised*

Kuumuta Hollandi ahjus oliiviõli särisema. Nüüd pruunistage sibul, paprika, porgand ja pastinaak, kuni need on pehmenenud.

Lisage ingver ja küüslauk ning jätkake praadimist veel 30 sekundit.

Nüüd lisage sool, must pipar, suvikõrvits, tomatikaste, köögiviljapuljong ja läätsed; lase podiseda umbes 20 minutit, kuni kõik on korralikult küpsenud.

Lisage Šveitsi mangold; katke kaanega ja laske veel 5 minutit podiseda. Head isu!

## Mehhiko kikerherne taco kausid

*(Valmis umbes 15 minutiga | 4 portsjonit)*

Portsjoni kohta: kalorid: 409; Rasv: 13,5g; Süsivesikud: 61,3 g; Valk: 13,8 g

*Koostisained*

2 spl seesamiõli

1 punane sibul, hakitud

1 habanero pipar, hakitud

2 küüslauguküünt, purustatud

2 paprikat, seemnetest puhastatud ja kuubikuteks lõigatud

Meresool ja jahvatatud must pipar

1/2 tl Mehhiko pune

1 tl jahvatatud köömneid

2 küpset tomatit, püreestatud

1 tl pruuni suhkrut

16 untsi konserveeritud kikerherneid, nõrutatud

4 (8-tollist) jahutortillat

2 supilusikatäit värsket koriandrit, jämedalt hakitud

*Juhised*

Kuumuta suurel pannil mõõdukalt kõrgel kuumusel seesamiõli. Seejärel pruunistage sibulaid 2–3 minutit või kuni need on pehmed.

Lisage paprika ja küüslauk ning jätkake praadimist 1 minut või kuni lõhnavad.

Lisa vürtsid, tomatid ja fariinsuhkur ning kuumuta keemiseni. Keera kuumus kohe keemiseni, lisa konserveeritud kikerherned ja lase küpseda 8 minutit kauem või kuni kuumenemiseni.

Rösti oma tortillad ja aseta need valmis kikerheneseguga.

Tõsta peale värske koriander ja serveeri kohe. Head isu!

## Indiaanlane Dal Makhani

*(Valmis umbes 20 minutiga | 6 portsjonit)*

Portsjoni kohta: kalorid: 329; Rasv: 8,5g; Süsivesikud: 44,1 g; Valk: 16,8 g

### Koostisained

3 spl seesamiõli

1 suur sibul, hakitud

1 paprika, seemnetest puhastatud ja tükeldatud

2 küüslauguküünt, hakitud

1 spl ingverit, riivitud

2 rohelist tšillit, seemnetest puhastatud ja tükeldatud

1 tl köömneid

1 loorber

1 tl kurkumipulbrit

1/4 tl punast paprikat

1/4 tl jahvatatud piment

1/2 tl garam masala

1 tass tomatikastet

4 tassi köögiviljapuljongit

1 ½ tassi musti läätsi, leotatud üleöö ja kurnatud

4-5 karrilehte, garnis h

*Juhised*

Kuumuta potis seesamiõli keskmisel-kõrgel kuumusel; nüüd hauta sibulat ja paprikat veel 3 minutit, kuni need on pehmenenud.

Lisage küüslauk, ingver, roheline tšilli, köömned ja loorber; jätkake sageli segades praadimist 1 minut või kuni lõhnavad.

Sega hulka ülejäänud koostisosad, välja arvatud karrilehed. Nüüd keera kuumus keema. Jätkake küpsetamist veel 15 minutit või kuni see on täielikult keedetud.

Kaunista karrilehtedega ja serveeri kuumalt!

## Mehhiko stiilis oakauss

*(Valmis umbes 1 tunniga + jahutusaeg | 6 portsjonit)*

Portsjoni kohta: kalorid: 465; Rasv: 17,9 g; Süsivesikud: 60,4 g; Valk: 20,2 g

### Koostisained

1 nael punaseid ube, leotatud üleöö ja nõrutatud

1 tass konserveeritud maisiterad, nõrutatud

2 röstitud paprikat, viilutatud

1 tšillipipar, peeneks hakitud

1 tass kirsstomateid, poolitatud

1 punane sibul, hakitud

1/4 tassi värsket koriandrit, hakitud

1/4 tassi värsket peterselli, hakitud

1 tl Mehhiko pune

1/4 tassi punase veini äädikat

2 spl värsket sidrunimahla

1/3 tassi ekstra neitsioliiviõli

Meresool ja jahvatatud must maitse järgi

1 avokaado, kooritud, kivideta ja viilutatud

*Juhised*

Katke leotatud oad värske külma veega ja laske keema tõusta. Lase keeda umbes 10 minutit. Keera kuumus tulele ja jätka küpsetamist 50–55 minutit või kuni see on pehme.

Laske ubadel täielikult jahtuda, seejärel viige need salatikaussi.

Lisage ülejäänud koostisosad ja segage hästi. Serveeri toatemperatuuril.

Head isu!

## Klassikaline Itaalia Minestrone

*(Valmis umbes 30 minutiga | 5 portsjonit)*

Portsjoni kohta: Kalorid: 305; Rasv: 8,6g; Süsivesikud: 45,1 g; Valk: 14,2 g

*Koostisained*

2 spl oliiviõli

1 suur sibul, tükeldatud

2 porgandit, viilutatud

4 küüslauguküünt, hakitud

1 tass küünarnuki pasta

5 tassi köögiviljapuljongit

1 (15 untsi) purk valgeid ube, nõrutatud

1 suur suvikõrvits, tükeldatud

1 (28 untsi) purki purustatud tomatit

1 spl värskeid pune lehti, hakitud

1 spl värskeid basiiliku lehti, hakitud

1 spl värsket Itaalia peterselli, hakitud

*Juhised*

Kuumuta Hollandi ahjus oliiviõli särisema. Nüüd praadige sibul ja porgand, kuni need on pehmenenud.

Lisage küüslauk, keetmata pasta ja puljong; lase podiseda umbes 15 minutit.

Sega juurde oad, suvikõrvits, tomatid ja ürdid. Jätkake kaane all küpsetamist umbes 10 minutit, kuni kõik on korralikult küpsenud.

Soovi korral kaunista mõne täiendava ürdiga. Head isu!

## Roheline läätsehautis kaelusrohelistega

*(Valmis umbes 30 minutiga | 5 portsjonit)*

Portsjoni kohta: kalorid: 415; Rasv: 6,6g; Süsivesikud: 71 g; Valk: 18,4 g

*Koostisained*

2 spl oliiviõli

1 sibul, hakitud

2 maguskartulit, kooritud ja kuubikuteks lõigatud

1 paprika, tükeldatud

2 porgandit, hakitud

1 pastinaak, tükeldatud

1 seller, tükeldatud

2 küüslauguküünt

1 ½ tassi rohelisi läätsi

1 spl itaalia ürdisegu

1 tass tomatikastet

5 tassi köögiviljapuljongit

1 tass külmutatud maisi

1 tass kaelusega rohelisi, tükkideks rebitud

*Juhised*

Kuumuta Hollandi ahjus oliiviõli särisema. Nüüd praadige sibul, bataat, paprika, porgand, pastinaak ja seller, kuni need on pehmenenud.

Lisage küüslauk ja jätkake praadimist veel 30 sekundit.

Nüüd lisage rohelised läätsed, Itaalia ürdisegu, tomatikaste ja köögiviljapuljong; lase podiseda umbes 20 minutit, kuni kõik on korralikult küpsenud.

Lisage külmutatud mais ja kaelus; katke kaanega ja laske veel 5 minutit podiseda. Head isu!

## Kikerherne aia köögiviljade segu

*(Valmis umbes 30 minutiga | 4 portsjonit)*

Portsjoni kohta: kalorid: 369; Rasvad: 18,1g; Süsivesikud: 43,5 g; Valk: 13,2 g

### Koostisained

2 spl oliiviõli

1 sibul, peeneks hakitud

1 paprika, tükeldatud

1 apteegitilli sibul, tükeldatud

3 küüslauguküünt, hakitud

2 küpset tomatit, püreestatud

2 supilusikatäit värsket peterselli, jämedalt hakitud

2 spl värsket basiilikut, jämedalt hakitud

2 supilusikatäit värsket koriandrit, jämedalt hakitud

2 tassi köögiviljapuljongit

14 untsi konserveeritud kikerherneid, nõrutatud

Koššersool ja jahvatatud must pipar, maitse järgi

1/2 tl Cayenne'i pipart

1 tl paprikat

1 avokaado, kooritud ja viilutatud

*Juhised*

Kuumuta paksupõhjalises potis keskmisel kuumusel oliiviõli. Kui see on kuum, prae sibulat, paprikat ja apteegitilli sibulat umbes 4 minutit.

Prae küüslauku umbes 1 minut või kuni see muutub aromaatseks.

Lisa tomatid, värsked ürdid, puljong, kikerherned, sool, must pipar, cayenne'i pipar ja paprika. Laske sellel aeg-ajalt segades podiseda umbes 20 minutit või kuni see on keedetud.

Maitse ja kohanda maitseaineid. Serveeri värske avokaado viiludega kaunistatult. Head isu!

## Kuum ubade dipikaste

*(Valmis umbes 30 minutiga | 10 portsjonit)*

Portsjoni kohta: kalorid: 175; Rasv: 4,7g; Süsivesikud: 24,9 g; Valk: 8,8 g

### Koostisained

2 (15 untsi) purki Põhja-ube, nõrutatud

2 spl oliiviõli

2 spl Sriracha kastet

2 supilusikatäit toitainepärmi

4 untsi vegan toorjuustu

1/2 tl paprikat

1/2 tl Cayenne'i pipart

1/2 tl jahvatatud köömneid

Meresool ja jahvatatud must pipar, maitse järgi

4 untsi tortilla laastud

*Juhised*

Alustage ahju eelkuumutamisest 360 kraadini F.

Lülitage kõik koostisosad, välja arvatud tortillakrõpsud, köögikombainis, kuni saavutate soovitud konsistentsi.

Küpseta oma kastet eelkuumutatud ahjus umbes 25 minutit või kuni see on kuum.

Serveeri tortillakrõpsudega ja naudi!

## Hiina stiilis sojaoasalat

*(Valmis umbes 10 minutiga | 4 portsjonit)*

Portsjoni kohta: kalorid: 265; Rasvad: 13,7g; Süsivesikud: 21 g; Valk: 18 g

### Koostisained

1 (15 untsi) purk sojaube, nõrutatud

1 tass rukolat

1 tass beebispinatit

1 tass rohelist kapsast, hakitud

1 sibul, õhukeselt viilutatud

1/2 tl küüslauku, hakitud

1 tl ingverit, hakitud

1/2 tl deli sinepit

2 spl sojakastet

1 spl riisiäädikat

1 spl laimimahla

2 supilusikatäit tahini

1 tl agaavisiirupit

*Juhised*

Aseta salatikaussi sojaoad, rukola, spinat, kapsas ja sibul; viska kombineerida.

Vispelda väikeses segamisnõus ülejäänud kastme koostisosad.

Riietage salat ja serveerige kohe. Head isu!

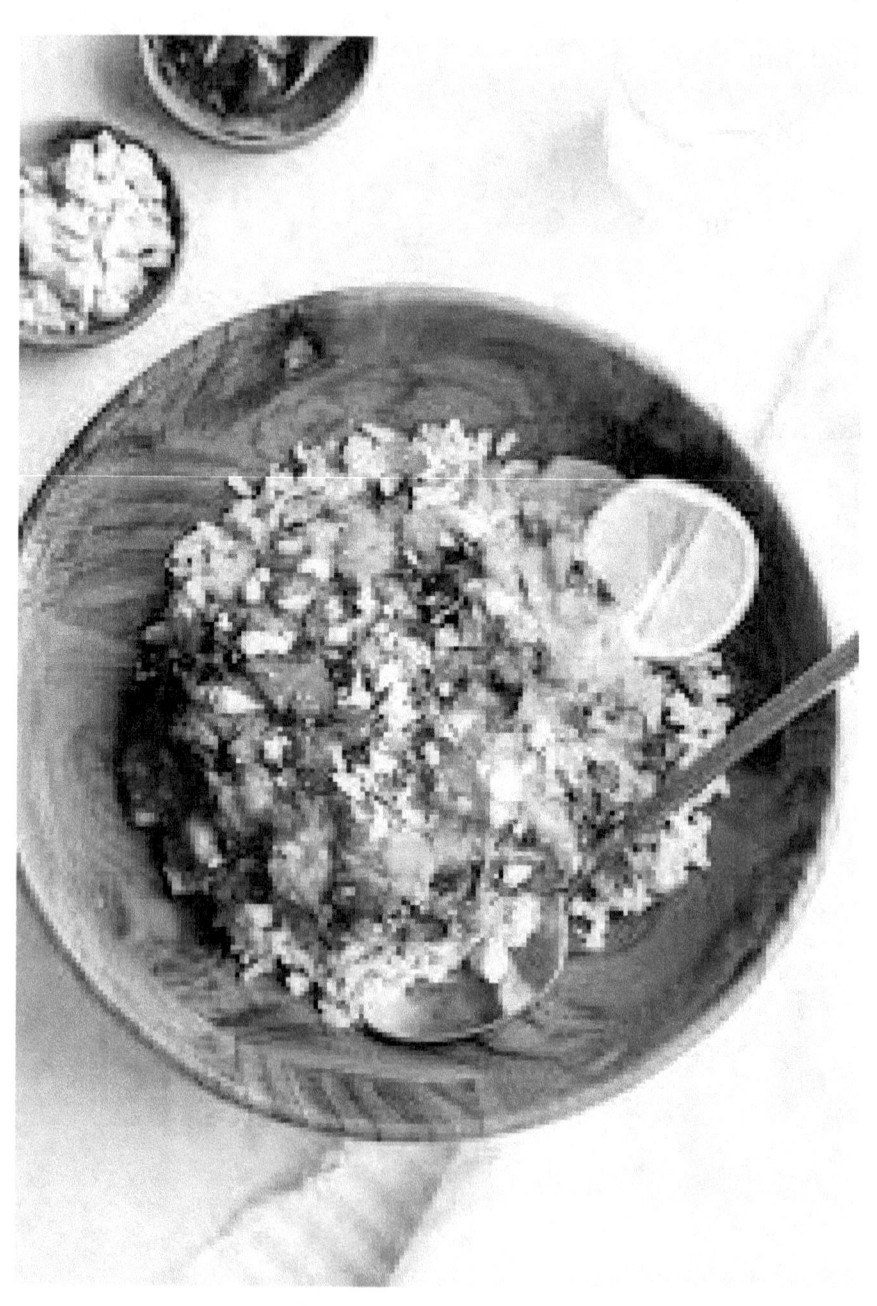

## Vanaaegne läätse- ja köögiviljahautis

*(Valmis umbes 25 minutiga | 5 portsjonit)*

Portsjoni kohta: kalorid: 475; Rasvad: 17,3g; Süsivesikud: 61,4 g; Valk: 23,7 g

### Koostisained

3 supilusikatäit oliiviõli

1 suur sibul, hakitud

1 porgand, tükeldatud

1 paprika, tükeldatud

1 habanero pipar, hakitud

3 küüslauguküünt, hakitud

Koššersool ja must pipar, maitse järgi

1 tl jahvatatud köömneid

1 tl suitsupaprikat

1 (28 untsi) purki purustatud tomatit

2 spl tomatiketšupit

4 tassi köögiviljapuljongit

3/4 naela kuivi punaseid läätsi, leotatud üleöö ja kurnatud

1 avokaado, viilutatud

*Juhised*

Kuumuta paksupõhjalises potis keskmisel kuumusel oliiviõli. Kui see on kuum, prae sibulat, porgandit ja paprikat umbes 4 minutit.

Prae küüslauku umbes 1 minut või nii.

Lisa vürtsid, tomatid, ketšup, puljong ja läätsekonserv. Laske sellel aeg-ajalt segades podiseda umbes 20 minutit või kuni see on keedetud.

Serveeri avokaadoviiludega kaunistatult. Head isu!

## India Chana Masala

*(Valmis umbes 15 minutiga | 4 portsjonit)*

Portsjoni kohta: Kalorid: 305; Rasvad: 17,1g; Süsivesikud: 30,1 g; Valk: 9,4 g

### Koostisained

1 tass tomateid, püreestatud

1 Kashmiri tšillipipar, tükeldatud

1 suur šalottsibul, hakitud

1 tl värsket ingverit, kooritud ja riivitud

4 supilusikatäit oliiviõli

2 küüslauguküünt, hakitud

1 tl koriandri seemneid

1 tl garam masala

1/2 tl kurkumipulbrit

Meresool ja jahvatatud must pipar, maitse järgi

1/2 tassi köögiviljapuljongit

16 untsi konserveeritud kikerherneid

1 spl värsket laimimahla

*Juhised*

Blenderis või köögikombainis segage tomatid, Kashmiri tšillipipar, šalottsibul ja ingver pastaks.

Kuumuta potis oliiviõli keskmisel kuumusel. Kui see on kuum, küpseta valmis pasta ja küüslauk umbes 2 minutit.

Lisa ülejäänud maitseained, puljong ja kikerherned. Keera kuumus keema. Jätkake keetmist veel 8 minutit või kuni see on keedetud.

Tõsta tulelt. Nirista iga portsjoni peale värsket laimimahla. Head isu!

## Punase oa pasteet

*(Valmis umbes 10 minutiga | 8 portsjonit)*

Portsjoni kohta: Kalorid: 135; Rasvad: 12,1g; Süsivesikud: 4,4 g; Valk: 1,6 g

*Koostisained*

2 spl oliiviõli

1 sibul, hakitud

1 paprika, tükeldatud

2 küüslauguküünt, hakitud

2 tassi punaseid ube, keedetud ja nõrutatud

1/4 tassi oliiviõli

1 tl kivijahvatatud sinepit

2 spl värsket peterselli, hakitud

2 spl värsket basiilikut, hakitud

Meresool ja jahvatatud must pipar, maitse järgi

*Juhised*

Kuumuta potis oliiviõli keskmisel-kõrgel kuumusel. Nüüd küpseta sibul, pipar ja küüslauk pehmeks ehk umbes 3 minutit.

Lisage praetud segu oma segistisse; lisa ülejäänud koostisosad. Püreesta koostisained blenderis või köögikombainis ühtlaseks ja kreemjaks.

Head isu!

## Pruun läätsekauss

*(Valmis umbes 20 minutiga + jahutusaeg | 4 portsjonit)*

Portsjoni kohta: kalorid: 452; Rasv: 16,6g; Süsivesikud: 61,7 g; Valk: 16,4 g

### Koostisained

1 tass pruunid läätsed, leotatud üleöö ja kurnatud

3 tassi vett

2 tassi pruuni riisi, keedetud

1 suvikõrvits, tükeldatud

1 punane sibul, hakitud

1 tl küüslauku, hakitud

1 kurk, viilutatud

1 paprika, viilutatud

4 supilusikatäit oliiviõli

1 spl riisiäädikat

2 spl sidrunimahla

2 spl sojakastet

1/2 tl kuivatatud pune

1/2 tl jahvatatud köömneid

Meresool ja jahvatatud must pipar, maitse järgi

2 tassi rukolat

2 tassi Rooma salatit, tükkideks rebitud

*Juhised*

Lisa kastrulisse pruunid läätsed ja vesi ning kuumuta kõrgel kuumusel keema. Seejärel keera kuumus tulele ja jätka küpsetamist 20 minutit või kuni see on pehme.

Aseta läätsed salatikaussi ja lase täielikult jahtuda.

Lisage ülejäänud koostisosad ja segage hästi. Serveeri toatemperatuuril või hästi jahutatult. Head isu!

## Kuum ja vürtsikas Anasazi oasupp

*(Valmis umbes 1 tund 10 minutit | 5 portsjonit)*

Portsjoni kohta: kalorid: 352; Rasv: 8,5g; Süsivesikud: 50,1 g; Valk: 19,7 g

### Koostisained

2 tassi Anasazi ube, leotatud üleöö, nõrutatud ja loputatud

8 tassi vett

2 loorberilehte

3 supilusikatäit oliiviõli

2 keskmist sibulat, hakitud

2 paprikat, tükeldatud

1 habanero pipar, hakitud

3 küüslauguküünt, pressitud või hakitud

Meresool ja jahvatatud must pipar, maitse järgi

*Juhised*

Aja supipotis Anasazi oad ja vesi keema. Kui keeb, keera kuumus keema. Lisa loorberilehed ja lase keeda umbes 1 tund või kuni need on pehmed.

Samal ajal kuumuta paksupõhjalises potis keskmisel-kõrgel kuumusel oliiviõli. Nüüd prae sibulat, paprikat ja küüslauku umbes 4 minutit, kuni need on pehmed.

Lisage praetud segu keedetud ubadele. Maitsesta soola ja musta pipraga.

Jätkake aeg-ajalt segades keetmist veel 10 minutit või kuni kõik on läbi küpsenud. Head isu!

## Black-Eyed herne salat (Ñebbe)

*(Valmis umbes 1 tunniga | 5 portsjonit)*

Portsjoni kohta: kalorid: 471; Rasv: 17,5 g; Süsivesikud: 61,5 g; Valk: 20,6 g

*Koostisained*

2 tassi kuivatatud mustsilmherneid, leotatud üleöö ja kurnatud

2 spl basiilikulehti, tükeldatud

2 spl peterselli lehti, hakitud

1 šalottsibul, hakitud

1 kurk, viilutatud

2 paprikat, seemnetest puhastatud ja kuubikuteks lõigatud

1 Šoti bonnet tšillipipar, seemnetest puhastatud ja peeneks hakitud

1 tass kirsstomateid, neljaks lõigatud

Meresool ja jahvatatud must pipar, maitse järgi

2 spl värsket laimimahla

1 spl õunasiidri äädikat

1/4 tassi ekstra neitsioliiviõli

1 avokaado, kooritud, kivideta ja viilutatud

*Juhised*

Kata mustasilmsed herned 2 tolli võrra veega ja kuumuta õrnalt keemiseni. Lase keeda umbes 15 minutit.

Seejärel keetke kuumust umbes 45 minutit. Lase täielikult jahtuda.

Aseta mustsilmsed herned salatikaussi. Lisa basiilik, petersell, šalottsibul, kurk, paprika, kirsstomatid, sool ja must pipar.

Vahusta segamisnõus laimimahl, äädikas ja oliiviõli.

Kastke salat, kaunistage värske avokaadoga ja serveerige kohe. Head isu!

## Ema kuulus tšilli

*(Valmis umbes 1 tund 30 minutit | 5 portsjonit)*

Portsjoni kohta: kalorid: 455; Rasv: 10,5 g; Süsivesikud: 68,6 g; Valk: 24,7 g

*Koostisained*

1 nael punaseid musti ube, leotatud üleöö ja nõrutatud

3 supilusikatäit oliiviõli

1 suur punane sibul, tükeldatud

2 paprikat, tükeldatud

1 poblano pipar, hakitud

1 suur porgand, tükeldatud ja kuubikuteks lõigatud

2 küüslauguküünt, hakitud

2 loorberilehte

1 tl segatud pipraterad

Koššersool ja Cayenne'i pipar, maitse järgi

1 supilusikatäis paprikat

2 küpset tomatit, püreestatud

2 spl tomatiketšupit

3 tassi köögiviljapuljongit

*Juhised*

Katke leotatud oad värske külma veega ja laske keema tõusta. Lase keeda umbes 10 minutit. Keera kuumus tulele ja jätka küpsetamist 50–55 minutit või kuni see on pehme.

Kuumuta paksupõhjalises potis keskmisel kuumusel oliiviõli. Kui see on kuum, pruunistage sibul, paprika ja porgand.

Prae küüslauku umbes 30 sekundit või kuni see muutub aromaatseks.

Lisage ülejäänud koostisosad koos keedetud ubadega. Laske sellel aeg-ajalt segades podiseda 25–30 minutit või kuni see on keedetud.

Visake loorberilehed ära, valage eraldi kaussidesse ja serveerige kuumalt!

## Kreemjas kikerhernesalat piiniapähklitega

*(Valmis umbes 10 minutiga | 4 portsjonit)*

Portsjoni kohta: kalorid: 386; Rasv: 22,5g; Süsivesikud: 37,2 g; Valk: 12,9 g

*Koostisained*

16 untsi konserveeritud kikerherneid, nõrutatud

1 tl küüslauku, hakitud

1 šalottsibul, hakitud

1 tass kirsstomateid, poolitatud

1 paprika, seemnetest puhastatud ja viilutatud

1/4 tassi värsket basiilikut, hakitud

1/4 tassi värsket peterselli, hakitud

1/2 tassi vegan majoneesi

1 spl sidrunimahla

1 tl kapparid, nõrutatud

Meresool ja jahvatatud must pipar, maitse järgi

2 untsi männipähkleid

*Juhised*

Aseta kikerherned, köögiviljad ja ürdid salatikaussi.

Lisage majonees, sidrunimahl, kapparid, sool ja must pipar. Sega segamiseks.

Puista peale piiniaseemned ja serveeri kohe. Head isu!

## Black Bean Buda Bowl

*(Valmis umbes 1 tunniga | 4 portsjonit)*

Portsjoni kohta: kalorid: 365; Rasvad: 14,1g; Süsivesikud: 45,6 g; Valk: 15,5 g

### Koostisained

1/2 naela musti ube, leotatud üleöö ja nõrutatud

2 tassi pruuni riisi, keedetud

1 keskmise suurusega sibul õhukesteks viiludeks

1 tass paprikat, seemnetest puhastatud ja viilutatud

1 jalapeno pipar, seemnetest puhastatud ja viilutatud

2 küüslauguküünt, hakitud

1 tass rukolat

1 tass beebispinatit

1 tl laimi koort

1 spl Dijoni sinepit

1/4 tassi punase veini äädikat

1/4 tassi ekstra neitsioliiviõli

2 spl agaavisiirupit

Helbeline meresool ja jahvatatud must pipar, maitse järgi

1/4 tassi värsket Itaalia peterselli, jämedalt hakitud

*Juhised*

Katke leotatud oad värske külma veega ja laske keema tõusta. Lase keeda umbes 10 minutit. Keera kuumus tulele ja jätka küpsetamist 50–55 minutit või kuni see on pehme.

Serveerimiseks jaga oad ja riis serveerimiskausside vahel; kõige peale köögiviljad.

Sega väikeses segamisnõus põhjalikult laimikoor, sinep, äädikas, oliiviõli, agaavisiirup, sool ja pipar. Nirista vinegrett salatile.

Kaunista värske itaalia peterselliga. Head isu!

## Lähis-Ida kikerhernehautis

*(Valmis umbes 20 minutiga | 4 portsjonit)*

Portsjoni kohta: Kalorid: 305; Rasvad: 11,2g; Süsivesikud: 38,6 g; Valk: 12,7 g

### Koostisained

1 sibul, hakitud

1 tšillipipar, tükeldatud

2 küüslauguküünt, hakitud

1 tl sinepiseemneid

1 tl koriandri seemneid

1 loorberileht

1/2 tassi tomatipüreed

2 spl oliiviõli

1 seller lehtedega, tükeldatud

2 keskmist porgandit, tükeldatud ja tükeldatud

2 tassi köögiviljapuljongit

1 tl jahvatatud köömneid

1 väikese suurusega kaneelipulk

16 untsi konserveeritud kikerherneid, nõrutatud

2 tassi tükkideks rebitud Šveitsi mangoldi

*Juhised*

Blenderis või köögikombainis segage sibul, tšillipipar, küüslauk, sinepiseemned, koriandriseemned, loorberileht ja tomatipüree pastaks.

Kuumuta potis oliiviõli särisema. Nüüd küpseta sellerit ja porgandeid umbes 3 minutit või kuni need on pehmenenud. Lisage pasta ja jätkake küpsetamist veel 2 minutit.

Seejärel lisage köögiviljapuljongile köömned, kaneel ja kikerherned; lase kergelt keema.

Keera kuumus hauduma ja lase 6 minutit küpseda; voldi sisse mangold ja jätka küpsetamist veel 4–5 minutit või kuni lehed närbuvad. Serveeri kuumalt ja naudi!

## Läätse- ja tomatikaste

*(Valmis umbes 10 minutiga | 8 portsjonit)*

Portsjoni kohta: kalorid: 144; Rasv: 4,5g; Süsivesikud: 20,2 g; Valk: 8,1 g

### Koostisained

16 untsi läätsed, keedetud ja nõrutatud

4 spl päikesekuivatatud tomateid, tükeldatud

1 tass tomatipastat

4 supilusikatäit tahini

1 tl kivijahvatatud sinepit

1 tl jahvatatud köömneid

1/4 tl jahvatatud loorberilehte

1 tl punase pipra helbeid

Meresool ja jahvatatud must pipar, maitse järgi

*Juhised*

Blenderis kõiki koostisosi blenderis või köögikombainis, kuni saavutate soovitud konsistentsi.

Asetage serveerimiseks külmkappi.

Serveeri röstitud pitaviilude või köögiviljapulkadega. Nautige!

## Kreemjas rohelise herne salat

*(Valmis umbes 10 minutiga + jahutusaeg | 6 portsjonit)*

Portsjoni kohta: kalorid: 154; Rasv: 6,7g; Süsivesikud: 17,3 g; Valk: 6,9 g

*Koostisained*

2 (14,5 untsi) purki rohelisi herneid, nõrutatud

1/2 tassi vegan majoneesi

1 tl Dijoni sinepit

2 supilusikatäit talisibul, hakitud

2 hapukurki, tükeldatud

1/2 tassi marineeritud seeni, tükeldatud ja nõrutatud

1/2 tl küüslauku, hakitud

Meresool ja jahvatatud must pipar, maitse järgi

*Juhised*

Pange kõik koostisosad salatikaussi. Sega õrnalt segamiseks.

Asetage salat serveerimiseks külmkappi.

Head isu!

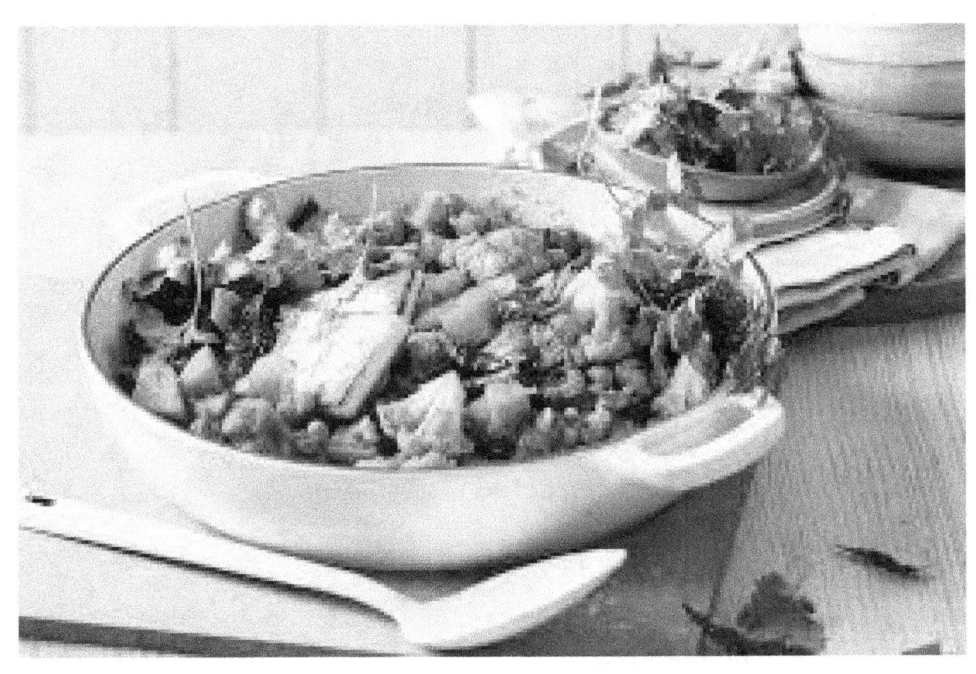

## Lähis-Ida Za'atari hummus

*(Valmis umbes 10 minutiga | 8 portsjonit)*

Portsjoni kohta: kalorid: 140; Rasv: 8,5g; Süsivesikud: 12,4 g; Valk: 4,6 g

*Koostisained*

10 untsi kikerherneid, keedetud ja nõrutatud

1/4 tassi tahini

2 spl ekstra neitsioliiviõli

2 spl päikesekuivatatud tomateid, tükeldatud

1 sidrun, värskelt pressitud

2 küüslauguküünt, hakitud

Koššersool ja jahvatatud must pipar, maitse järgi

1/2 tl suitsupaprikat

1 tl Za'atari

*Juhised*

Lülitage kõik koostisosad köögikombainis ühtlaseks ja kreemjaks.

Asetage serveerimiseks külmkappi.

Head isu!

## Läätsesalat piiniapähklitega

*(Valmis umbes 20 minutiga + jahutusaeg | 3 portsjonit)*

Portsjoni kohta: kalorid: 332; Rasv: 19,7g; Süsivesikud: 28,2 g; Valk: 12,2 g

*Koostisained*

1/2 tassi pruunid läätsed

1 ½ tassi köögiviljapuljongit

1 porgand, lõigatud tikutopsideks

1 väike sibul, hakitud

1 kurk, viilutatud

2 küüslauguküünt, hakitud

3 supilusikatäit ekstra neitsioliiviõli

1 spl punase veini äädikat

2 spl sidrunimahla

2 spl basiilikut, hakitud

2 spl peterselli, hakitud

2 spl murulauku, hakitud

Meresool ja jahvatatud must pipar, maitse järgi

2 spl piiniaseemneid, jämedalt hakitud

*Juhised*

Lisa kastrulisse pruunid läätsed ja köögiviljapuljong ning kuumuta kõrgel kuumusel keema. Seejärel keera kuumus tulele ja jätka küpsetamist 20 minutit või kuni see on pehme.

Aseta läätsed salatikaussi.

Lisage köögiviljad ja segage hästi. Vahusta segamisnõus õli, äädikas, sidrunimahl, basiilik, petersell, murulauk, sool ja must pipar.

Kaunista salat, kaunista seedermänniseemnetega ja serveeri toatemperatuuril. Head isu!

## Kuum Anasazi oasalat

*(Valmis umbes 1 tunniga | 5 portsjonit)*

Portsjoni kohta: kalorid: 482; Rasvad: 23,1g; Süsivesikud: 54,2 g; Valk: 17,2 g

### Koostisained

2 tassi Anasazi ube, leotatud üleöö, nõrutatud ja loputatud

6 tassi vett

1 poblano pipar, tükeldatud

1 sibul, hakitud

1 tass kirsstomateid, poolitatud

2 tassi segatud rohelisi, tonn tükkideks

Riietus:

1 tl küüslauku, hakitud

1/2 tassi ekstra neitsioliiviõli

1 spl sidrunimahla

2 spl punase veini äädikat

1 spl kivijahvatatud sinepit

1 spl sojakastet

1/2 tl kuivatatud pune

1/2 tl kuivatatud basiilikut

Meresool ja jahvatatud must pipar, maitse järgi e

*Juhised*

Aja kastrulis Anasazi oad ja vesi keema. Kui keeb, keera kuumus tulele ja lase keeda umbes 1 tund või kuni see on pehme.

Nõruta keedetud oad ja aseta need salatikaussi; lisa salatile muud koostisosad.

Seejärel vahustage väikeses segamiskausis kõik kastme koostisosad, kuni need on hästi segunenud. Riietage salat ja segage. Serveeri toatemperatuuril ja naudi!

## Traditsiooniline Mnazalehi hautis

*(Valmis umbes 25 minutiga | 4 portsjonit)*

Portsjoni kohta: kalorid: 439; Rasv: 24 g; Süsivesikud: 44,9 g; Valk: 13,5 g

### Koostisained

4 supilusikatäit oliiviõli

1 sibul, hakitud

1 suur baklažaan, kooritud ja kuubikuteks lõigatud

1 tass porgandit, tükeldatud

2 küüslauguküünt, hakitud

2 suurt tomatit, püreestatud

1 tl Baharati maitseainet

2 tassi köögiviljapuljongit

14 untsi konserveeritud kikerherneid, nõrutatud

Koššersool ja jahvatatud must pipar, maitse järgi

1 keskmise suurusega avokaado, kivideta, kooritud ja viilutatud

*Juhised*

Kuumuta paksupõhjalises potis keskmisel kuumusel oliiviõli. Kui see on kuum, prae sibulat, baklažaani ja porgandit umbes 4 minutit.

Prae küüslauku umbes 1 minut või kuni see muutub aromaatseks.

Lisa tomatid, Baharati maitseaine, puljong ja konserveeritud kikerherned. Laske sellel aeg-ajalt segades podiseda umbes 20 minutit või kuni see on keedetud.

Maitsesta soola ja pipraga. Serveeri värske avokaado viiludega. Head isu!

## Piparpunane läätsemääre

*(Valmis umbes 25 minutiga | 9 portsjonit)*

Portsjoni kohta: Kalorid: 193; Rasv: 8,5g; Süsivesikud: 22,3 g; Valk: 8,5 g

### Koostisained

1 ½ tassi punaseid läätsi, leotatud üleöö ja kurnatud

4 ½ tassi vett

1 oks rosmariini

2 loorberilehte

2 röstitud paprikat, seemnetest puhastatud ja kuubikuteks lõigatud

1 šalottsibul, hakitud

2 küüslauguküünt, hakitud

1/4 tassi oliiviõli

2 supilusikatäit tahini

Meresool ja jahvatatud must pipar, maitse järgi

*Juhised*

Lisa kastrulisse punased läätsed, vesi, rosmariin ja loorberilehed ning kuumuta kõrgel kuumusel keema. Seejärel keera kuumus tulele ja jätka küpsetamist 20 minutit või kuni see on pehme.

Aseta läätsed köögikombaini.

Lisa ülejäänud koostisosad ja töötle, kuni kõik on hästi segunenud.

Head isu!

## Wokis praetud vürtsikas lumihernes

*(Valmis umbes 10 minutiga | 4 portsjonit)*

Portsjoni kohta: Kalorid: 196; Rasvad: 8,7g; Süsivesikud: 23 g; Valk: 7,3 g

*Koostisained*

2 spl seesamiõli

1 sibul, hakitud

1 porgand, tükeldatud ja tükeldatud

1 tl ingveri-küüslaugu pasta

1 nael lumeherneid

Szechuani pipar, maitse järgi

1 tl Sriracha kastet

2 spl sojakastet

1 spl riisiäädikat

*Juhised*

Kuumuta vokkpannil seesamiõli särisema. Nüüd prae sibulat ja porgandit segades 2 minutit või kuni need on krõbedad.

Lisage ingveri-küüslaugupasta ja jätkake küpsetamist veel 30 sekundit.

Lisage lumeherned ja praege kõrgel kuumusel umbes 3 minutit, kuni need on kergelt söestunud.

Seejärel sega juurde pipar, Sriracha, sojakaste ja riisiäädikas ning prae segades veel 1 minut. Serveeri kohe ja naudi!

## Kiire igapäevane tšilli

*(Valmis umbes 35 minutiga | 5 portsjonit)*

Portsjoni kohta: kalorid: 345; Rasvad: 8,7g; Süsivesikud: 54,5 g; Valk: 15,2 g

*Koostisained*

2 spl oliiviõli

1 suur sibul, hakitud

1 seller lehtedega, kärbitud ja kuubikuteks lõigatud

1 porgand, tükeldatud ja kuubikuteks lõigatud

1 maguskartul, kooritud ja kuubikuteks lõigatud

3 küüslauguküünt, hakitud

1 jalapeno pipar, hakitud

1 tl Cayenne'i pipart

1 tl koriandri seemneid

1 tl apteegitilli seemneid

1 tl paprikat

2 tassi hautatud tomateid, purustatud

2 spl tomatiketšupit

2 tl vegan puljongi graanuleid

1 tass vett

1 tass koort sibulasuppi

2 naela konserveeritud pintoube, nõrutatud

1 laim, viilutatud

*Juhised*

Kuumuta paksupõhjalises potis keskmisel kuumusel oliiviõli. Kui see on kuum, prae sibulat, sellerit, porgandit ja bataati umbes 4 minutit.

Prae küüslauku ja jalapeno pipart umbes 1 minut.

Lisa vürtsid, tomatid, ketšup, vegan puljongigraanulid, vesi, koor sibulasupp ja konservoad. Laske sellel aeg-ajalt segades podiseda umbes 30 minutit või kuni see on keedetud.

Serveeri laimiviiludega. Head isu!

## Kreemjas mustsilmhernesalat

*(Valmis umbes 1 tunniga | 5 portsjonit)*

Portsjoni kohta: kalorid: 325; Rasv: 8,6g; Süsivesikud: 48,2 g; Valk: 17,2 g

*Koostisained*

1 ½ tassi musta silmaga herneid, leotatud üleöö ja nõrutatud

4 sibula vart, viilutatud

1 porgand, julieneeritud

1 tass rohelist kapsast, hakitud

2 paprikat, seemnetest puhastatud ja tükeldatud

2 keskmist tomatit, tükeldatud

1 spl päikesekuivatatud tomateid, tükeldatud

1 tl küüslauku, hakitud

1/2 tassi vegan majoneesi

1 spl laimimahla

1/4 tassi valge veini äädikat

Meresool ja jahvatatud must pipar, maitse järgi

*Juhised*

Kata mustasilmsed herned 2 tolli võrra veega ja kuumuta õrnalt keemiseni. Lase keeda umbes 15 minutit.

Seejärel keetke kuumust umbes 45 minutit. Lase täielikult jahtuda.

Aseta mustsilmsed herned salatikaussi. Lisage ülejäänud koostisosad ja segage hästi. Head isu!

## Kikerhernega täidetud avokaadod

*(Valmis umbes 10 minutiga | 4 portsjonit)*

Portsjoni kohta: Kalorid: 205; Rasv: 15,2g; Süsivesikud: 16,8 g; Valk: 4,1 g

### Koostisained

2 avokaadot, kivideta ja pooleks lõigatud

1/2 sidrunit, värskelt pressitud

4 supilusikatäit talisibul, hakitud

1 küüslauguküüs, hakitud

1 keskmine tomat, tükeldatud

1 paprika, seemnetest puhastatud ja tükeldatud

1 punane tšillipipar, seemnetest puhastatud ja tükeldatud

2 untsi kikerherneid, keedetud või tükeldatud, nõrutatud

Koššersool ja jahvatatud must pipar, maitse järgi

*Juhised*

Asetage avokaadod serveerimisvaagnale. Nirista igale avokaadole sidrunimahla.

Segage kausis õrnalt ülejäänud täidise koostisosad, kuni need on hästi segunenud.

Täida avokaadod ettevalmistatud seguga ja serveeri kohe. Head isu!

## Musta oa supp

*(Valmis umbes 1 tund 50 minutit | 4 portsjonit)*

Portsjoni kohta: Kalorid: 505; Rasv: 11,6 g; Süsivesikud: 80,3 g; Valk: 23,2 g

*Koostisained*

2 tassi musti ube, leotatud üleöö ja nõrutatud

1 tüümiani oksake

2 spl kookosõli

2 sibulat, hakitud

1 selleriribi, tükeldatud

1 porgand, kooritud ja tükeldatud

1 Itaalia pipar, seemnetest puhastatud ja tükeldatud

1 tšillipipar, seemnetest puhastatud ja tükeldatud

4 küüslauguküünt, pressitud või hakitud

Meresool ja värskelt jahvatatud must pipar, maitse järgi

1/2 tl jahvatatud köömneid

1/4 tl jahvatatud loorberilehte

1/4 tl jahvatatud piment

1/2 tl kuivatatud basiilikut

4 tassi köögiviljapuljongit

1/4 tassi värsket koriandrit, hakitud

2 untsi tortilla laastud

*Juhised*

Aja supipotis oad ja 6 tassi vett keema. Kui keeb, keera kuumus keema. Lisage tüümiani oksake ja laske sellel umbes 1 tund 30 minutit küpsetada või kuni see on pehme.

Samal ajal kuumuta paksupõhjalises potis õli keskmisel-kõrgel kuumusel. Nüüd hautage sibulat, sellerit, porgandit ja paprikat umbes 4 minutit, kuni need on pehmed.

Seejärel pruunistage küüslauku umbes 1 minut või kuni see lõhnab.

Lisage praetud segu keedetud ubadele. Seejärel lisage sool, must pipar, köömned, jahvatatud loorberileht, jahvatatud piment, kuivatatud basiilik ja köögiviljapuljong.

Jätkake aeg-ajalt segades keetmist 15 minutit kauem või kuni kõik on läbi küpsenud.

Kaunista värske koriandri ja tortillalaastudega. Head isu!

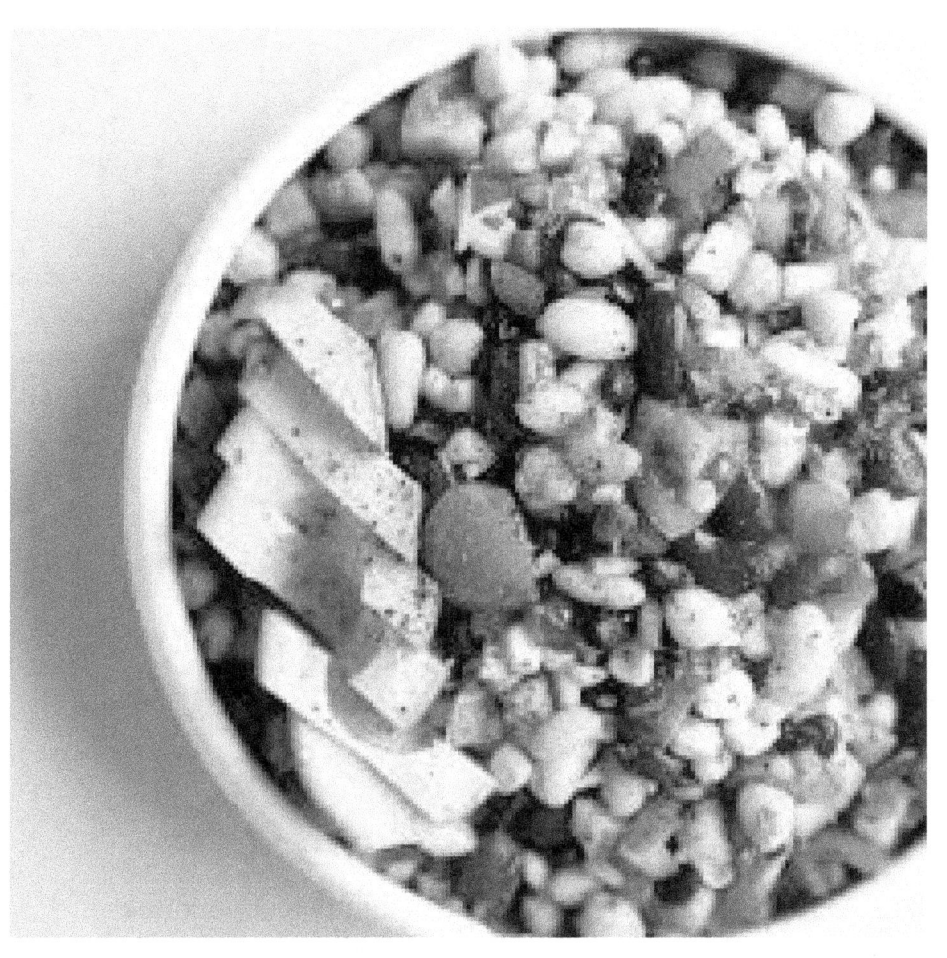

## Beluga läätsesalat ürtidega

*(Valmis umbes 20 minutiga + jahutusaeg | 4 portsjonit)*

Portsjoni kohta: kalorid: 364; Rasv: 17 g; Süsivesikud: 40,2 g; Valk: 13,3 g

### Koostisained

1 tass punaseid läätsi

3 tassi vett

1 tass viinamarjatomateid, poolitatud

1 roheline paprika, seemnetest puhastatud ja kuubikuteks lõigatud

1 punane paprika, seemnetest puhastatud ja kuubikuteks lõigatud

1 punane tšillipipar, seemnetest puhastatud ja kuubikuteks lõigatud

1 kurk, viilutatud

4 supilusikatäit šalottsibulat, hakitud

2 supilusikatäit värsket peterselli, jämedalt hakitud

2 supilusikatäit värsket koriandrit, jämedalt hakitud

2 spl värsket murulauku, jämedalt hakitud

2 spl värsket basiilikut, jämedalt hakitud

1/4 tassi oliiviõli

1/2 tl köömneid

1/2 tl ingverit, hakitud

1/2 tl küüslauku, hakitud

1 tl agaavisiirupit

2 spl värsket sidrunimahla

1 tl sidrunikoort

Meresool ja jahvatatud must pipar, maitse järgi

2 untsi musti oliive, kivideta ja poolitatud

*Juhised*

Lisa kastrulisse pruunid läätsed ja vesi ning kuumuta kõrgel kuumusel keema. Seejärel keera kuumus tulele ja jätka küpsetamist 20 minutit või kuni see on pehme.

Aseta läätsed salatikaussi.

Lisage köögiviljad ja ürdid ning segage hästi. Vahusta segamisnõus õli, köömned, ingver, küüslauk, agaavisiirup, sidrunimahl, sidrunikoor, sool ja must pipar.

Kaunista salat, kaunista oliividega ja serveeri toatemperatuuril. Head isu!

## Itaalia oasalat

*(Valmis umbes 1 tunniga + jahutusaeg | 4 portsjonit)*

Portsjoni kohta: kalorid: 495; Rasvad: 21,1g; Süsivesikud: 58,4 g; Valk: 22,1 g

### Koostisained

3/4 naela cannellini ube, leotatud üleöö ja nõrutatud

2 tassi lillkapsa õisikuid

1 punane sibul, õhukeselt viilutatud

1 tl küüslauku, hakitud

1/2 tl ingverit, hakitud

1 jalapeno pipar, hakitud

1 tass viinamarjatomateid, neljaks lõigatud

1/3 tassi ekstra neitsioliiviõli

1 spl laimimahla

1 tl Dijoni sinepit

1/4 tassi valget äädikat

2 küüslauguküünt, pressitud

1 tl Itaalia ürdisegu

Maitsestamiseks koššersool ja jahvatatud must pipar

2 untsi rohelisi oliive, kivideta ja viilutatud

*Juhised*

Katke leotatud oad värske külma veega ja laske keema tõusta. Lase keeda umbes 10 minutit. Keera kuumus tulele ja jätka küpsetamist 60 minutit või kuni see on pehme.

Vahepeal keeda lillkapsa õisikuid umbes 6 minutit või kuni need on pehmed.

Laske ubadel ja lillkapsal täielikult jahtuda; seejärel tõsta need salatikaussi.

Lisage ülejäänud koostisosad ja segage hästi. Maitse ja kohanda maitseaineid.

Head isu!

## Valge oaga täidetud tomatid

*(Valmis umbes 10 minutiga | 3 portsjonit)*

Portsjoni kohta: kalorid: 245; Rasv: 14,9g; Süsivesikud: 24,4 g; Valk: 5,1 g

### Koostisained

3 keskmist tomatit, lõika pealt õhuke viil ja eemalda viljaliha

1 porgand, riivitud

1 punane sibul, hakitud

1 küüslauguküüs, kooritud

1/2 tl kuivatatud basiilikut

1/2 tl kuivatatud pune

1 tl kuivatatud rosmariini

3 supilusikatäit oliiviõli

3 untsi konserveeritud valgeid ube, nõrutatud

3 untsi suhkrumaisi tuumad, sulatatud

1/2 tassi tortillakrõpse, purustatud

*Juhised*

Asetage oma tomatid serveerimisvaagnale.

Segage kausis ülejäänud täidise koostisosad, kuni kõik on hästi segunenud.

Täida avokaadod ja serveeri kohe. Head isu!

## Talvine mustsilmhernesupp

*(Valmis umbes 1 tunni ja 5 minutiga | 5 portsjonit)*

Portsjoni kohta: kalorid: 147; Rasv: 6 g; Süsivesikud: 13,5 g; Valk: 7,5 g

*Koostisained*

2 spl oliiviõli

1 sibul, hakitud

1 porgand, tükeldatud

1 pastinaak, tükeldatud

1 tass apteegitilli sibulaid, hakitud

2 küüslauguküünt, hakitud

2 tassi kuivatatud mustsilmherneid, leotatud üleöö

5 tassi köögiviljapuljongit

Maitsestamiseks koššersool ja värskelt jahvatatud must pipar

*Juhised*

Kuumutage Hollandi ahjus oliiviõli keskmisel-kõrgel kuumusel. Kui see on kuum, pruunistage sibulat, porgandit, pastinaaki ja apteegitilli 3 minutit või kuni need on pehmed.

Lisage küüslauk ja jätkake praadimist 30 sekundit või kuni aromaatne.

Lisage herned, köögiviljapuljong, sool ja must pipar. Jätkake küpsetamist osaliselt kaanega veel 1 tund või kuni see on keedetud.

Head isu!

## Punased oakotletid

*(Valmis umbes 15 minutiga | 4 portsjonit)*

Portsjoni kohta: kalorid: 318; Rasvad: 15,1g; Süsivesikud: 36,5 g; Valk: 10,9 g

*Koostisained*

12 untsi konserveeritud või keedetud punaseid ube, nõrutatud

1/3 tassi vanaaegset kaera

1/4 tassi universaalset jahu

1 tl küpsetuspulbrit

1 väike šalottsibul, hakitud

2 küüslauguküünt, hakitud

Meresool ja jahvatatud must pipar, maitse järgi

1 tl paprikat

1/2 tl tšillipulbrit

1/2 tl jahvatatud loorberilehte

1/2 tl jahvatatud köömneid

1 chia muna

4 supilusikatäit oliiviõli

*Juhised*

Pane oad segamisnõusse ja purusta need kahvliga.

Sega põhjalikult oad, kaer, jahu, küpsetuspulber, šalottsibul, küüslauk, sool, must pipar, paprika, tšillipulber, jahvatatud loorberileht, köömned ja chia muna.

Vormi segust neli pätsi.

Seejärel kuumuta oliiviõli praepannil mõõdukalt kõrgel kuumusel. Prae pätsikesi umbes 8 minutit, keerates neid üks või kaks korda ümber.

Serveeri oma lemmiklisanditega. Head isu!

## Kodused herneburgerid

*(Valmis umbes 15 minutiga | 4 portsjonit)*

Portsjoni kohta: kalorid: 467; Rasvad: 19,1g; Süsivesikud: 58,5 g; Valk: 15,8 g

*Koostisained*

1 nael rohelisi herneid, külmutatud ja sulatatud

1/2 tassi kikerhernejahu

1/2 tassi tavalist jahu

1/2 tassi riivsaia

1 tl küpsetuspulbrit

2 linamuna

1 tl paprikat

1/2 tl kuivatatud basiilikut

1/2 tl kuivatatud pune

Meresool ja jahvatatud must pipar, maitse järgi

4 supilusikatäit oliiviõli

4 hamburgeri kuklit

*Juhised*

Sega kausis põhjalikult läbi rohelised herned, jahu, riivsai, küpsetuspulber, linamunad, paprika, basiilik, pune, sool ja must pipar.

Vormi segust neli pätsi.

Seejärel kuumuta oliiviõli praepannil mõõdukalt kõrgel kuumusel. Prae pätsikesi umbes 8 minutit, keerates neid üks või kaks korda ümber.

Serveeri burgeri kuklitel ja naudi!

## Musta oa ja spinati hautis

*(Valmis umbes 1 tund 35 minutit | 4 portsjonit)*

Portsjoni kohta: kalorid: 459; Rasvad: 9,1g; Süsivesikud: 72 g; Valk: 25,4 g

### Koostisained

2 tassi musti ube, leotatud üleöö ja nõrutatud

2 spl oliiviõli

1 sibul, kooritud, poolitatud

1 jalapeno pipar, viilutatud

2 paprikat, seemnetest puhastatud ja viilutatud

1 tass nööpseeni, viilutatud

2 küüslauguküünt, hakitud

2 tassi köögiviljapuljongit

1 tl paprikat

Koššersool ja jahvatatud must pipar, maitse järgi

1 loorberileht

2 tassi spinatit, tükkideks rebitud

*Juhised*

Katke leotatud oad värske külma veega ja laske keema tõusta. Lase keeda umbes 10 minutit. Keera kuumus tulele ja jätka küpsetamist 50–55 minutit või kuni see on pehme.

Kuumuta paksupõhjalises potis keskmisel kuumusel oliiviõli. Kui see on kuum, prae sibulat ja paprikat umbes 3 minutit.

Prae küüslauku ja seeni umbes 3 minutit või kuni seentest eraldub vedelik ja küüslauk on lõhnav.

Lisa köögiviljapuljong, paprika, sool, must pipar, loorberileht ja keedetud oad. Laske sellel aeg-ajalt segades podiseda umbes 25 minutit või kuni see on keedetud.

Seejärel lisage spinat ja laske kaane all umbes 5 minutit podiseda. Head isu!

## Klassikaline küüslauguriis

*(Valmis umbes 20 minutiga | 4 portsjonit)*

Portsjoni kohta: kalorid: 422; Rasvad: 15,1g; Süsivesikud: 61,1 g; Valk: 9,3 g

*Koostisained*

4 supilusikatäit oliiviõli

4 küüslauguküünt, hakitud

1 ½ tassi valget riisi

2 ½ tassi köögiviljapuljongit

*Juhised*

Kuumuta potis oliiviõli mõõdukalt tugeval leegil. Lisage küüslauk ja hautage umbes 1 minut või kuni aromaatne.

Lisa riis ja puljong. Lase keema tõusta; keera kuumus kohe õrnalt keema.

Küpseta umbes 15 minutit või kuni kogu vedelik on imendunud. Puhastage riis kahvliga, maitsestage soola ja pipraga ning serveerige kuumalt!

## Pruun riis köögiviljade ja tofuga

*(Valmis umbes 45 minutiga | 4 portsjonit)*

Portsjoni kohta: kalorid: 410; Rasvad: 13,2g; Süsivesikud: 60 g; Valk: 14,3 g

### Koostisained

4 tl seesamiseemneid

2 kevadküüslauguvart, hakitud

1 tass kevadisibulat, hakitud

1 porgand, tükeldatud ja viilutatud

1 selleriribi, viilutatud

1/4 tassi kuiva valget veini

10 untsi tofut, kuubikuteks

1 ½ tassi pikateralist pruuni riisi, põhjalikult loputatud

2 spl sojakastet

2 supilusikatäit tahini

1 spl sidrunimahla

*Juhised*

Kuumutage vokkpannil või suures kastrulis 2 tl seesamiõli keskmisel-kõrgel kuumusel. Nüüd küpseta küüslauku, sibulat, porgandit ja sellerit umbes 3 minutit, ühtlase küpsemise tagamiseks perioodiliselt segades.

Lisage pannile glasuurimiseks vein ja lükake köögiviljad vokipanni ühele küljele. Lisa ülejäänud seesamiõli ja prae tofut 8 minutit, aeg-ajalt segades.

Kuumuta 2 ½ tassi vett keskmisel-kõrgel kuumusel keemiseni. Lase keema tõusta ja keeda riisi umbes 30 minutit või kuni see on pehme; aja riis kohevaks ja sega koos sojakastme ja tahiniga.

Sega köögiviljad ja tofu kuuma riisi hulka; lisa mõned tilgad värsket sidrunimahla ja serveeri soojalt. Head isu!

## Põhiline amarandipuder

*(Valmis umbes 35 minutiga | 4 portsjonit)*

Portsjoni kohta: kalorid: 261; Rasvad: 4,4g; Süsivesikud: 49 g; Valk: 7,3 g

*Koostisained*

3 tassi vett

1 tass amaranti

1/2 tassi kookospiima

4 spl agaavisiirupit

Näputäis koššersoola

Näputäis riivitud muskaatpähklit

*Juhised*

Lase vesi keskmisel-kõrgel kuumusel keema; lisa amarant ja keera kuumus keema.

Laske küpseda umbes 30 minutit, aeg-ajalt segades, et amarant ei jääks panni põhja külge.

Segage ülejäänud koostisosad ja jätkake küpsetamist veel 1–2 minutit, kuni see on keedetud. Head isu!

. Maakondlik maisileib spinatiga

*(Valmis umbes 50 minutiga | 8 portsjonit)*

Portsjoni kohta: kalorid: 282; Rasvad: 15,4g; Süsivesikud: 30 g; Valk: 4,6 g

*Koostisained*

1 spl linaseemnejahu

1 tass universaalset jahu

1 tass kollast maisijahu

1/2 tl söögisoodat

1/2 tl küpsetuspulbrit

1 tl koššersoola

1 tl pruuni suhkrut

Näputäis riivitud muskaatpähklit

1 ¼ tassi kaerapiima, magustamata

1 tl valget äädikat

1/2 tassi oliiviõli

2 tassi spinatit, tükkideks rebitud

*Juhised*

Alustage ahju eelkuumutamisest 420 kraadini F. Nüüd piserdage küpsetuspannile mittenakkuva küpsetuspihustiga.

Linamunade valmistamiseks sega linaseemnejahu 3 spl veega. Segage ja laske sellel umbes 15 minutit seista.

Sega kausis põhjalikult jahu, maisijahu, sooda, küpsetuspulber, sool, suhkur ja riivitud muskaatpähkel.

Lisage järk-järgult linamuna, kaerapiim, äädikas ja oliiviõli, pidevalt vahustades, et ei tekiks tükke. Seejärel voldi sisse spinat.

Kraabi taigen ettevalmistatud ahjuvormi. Küpseta oma maisileiba umbes 25 minutit või kuni keskele sisestatud tester väljub kuiva ja puhtana.

Enne viilutamist ja serveerimist laske sellel umbes 10 minutit seista. Head isu!

## Riisipuding sõstardega

*(Valmis umbes 45 minutiga | 4 portsjonit)*

Portsjoni kohta: kalorid: 423; Rasv: 5,3g; Süsivesikud: 85 g; Valk: 8,8 g

*Koostisained*

1 ½ tassi vett

1 tass valget riisi

2 ½ tassi kaerapiima, jagatud

1/2 tassi valget suhkrut

Näputäis soola

Näputäis riivitud muskaatpähklit

1 tl jahvatatud kaneeli

1/2 tl vaniljeekstrakti

1/2 tassi kuivatatud sõstraid

*Juhised*

Aja kastrulis vesi keskmisel-kõrgel kuumusel keema. Keera kuumus kohe tulele, lisa riis ja lase umbes 20 minutit küpseda.

Lisa piim, suhkur ja vürtsid ning jätka pidevalt segades veel 20 minutit, et riis ei jääks pannile kinni.

Tõsta peale kuivatatud sõstrad ja serveeri toatemperatuuril. Head isu!

## Hirsipuder sultanitega

*(Valmis umbes 25 minutiga | 3 portsjonit)*

Portsjoni kohta: kalorid: 353; Rasv: 5,5 g; Süsivesikud: 65,2 g; Valk: 9,8 g

*Koostisained*

1 tass vett

1 tass kookospiima

1 tass hirssi, loputatud

1/4 tl riivitud muskaatpähklit

1/4 tl jahvatatud kaneeli

1 tl vaniljepastat

1/4 tl koššersoola

2 spl agaavisiirupit

4 supilusikatäit sultana rosinaid

*Juhised*

Pange vesi, piim, hirss, muskaatpähkel, kaneel, vanill ja sool kastrulisse; lase keema tõusta.

Keera kuumus tulele ja lase umbes 20 minutit küpseda; kohevaks hirss kahvli ja lusikaga üksikutesse kaussidesse.

Serveeri agaavisiirupi ja sultanitega. Head isu!

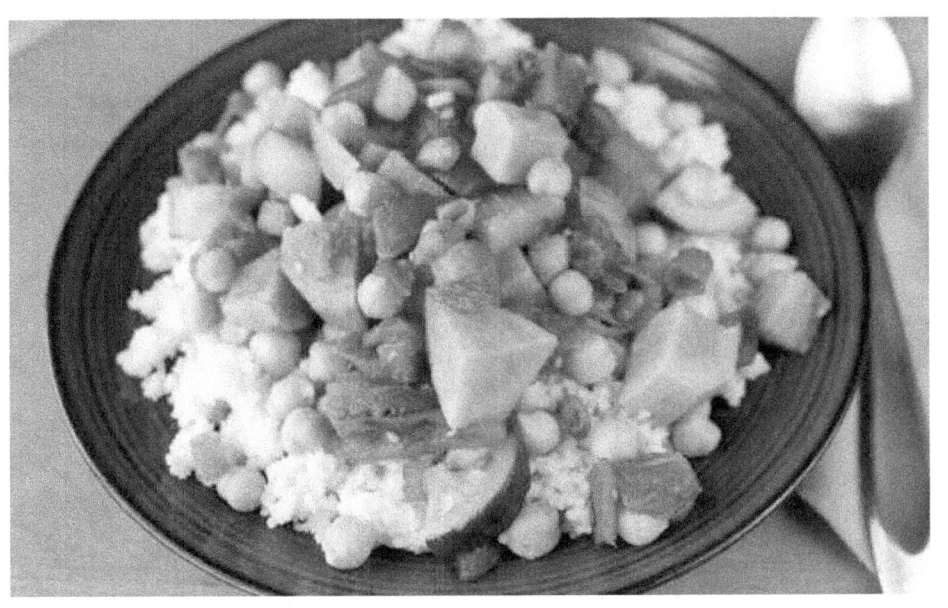

## Kinoapuder kuivatatud viigimarjadega

*(Valmis umbes 25 minutiga | 3 portsjonit)*

Portsjoni kohta: kaloreid: 414; Rasv: 9 g; Süsivesikud: 71,2 g; Valk: 13,8 g

**Koostisained**

1 tass valget kinoat, loputatud

2 tassi mandlipiima

4 spl pruuni suhkrut

Näputäis soola

1/4 tl riivitud muskaatpähklit

1/2 tl jahvatatud kaneeli

1/2 tl vaniljeekstrakti

1/2 tassi kuivatatud viigimarju, hakitud

*Juhised*

Pange kinoa, mandlipiim, suhkur, sool, muskaatpähkel, kaneel ja vaniljeekstrakt kastrulisse.

Kuumuta see keskmisel-kõrgel kuumusel keema. Keera kuumus tulele ja lase umbes 20 minutit küpseda; kahvliga kohevaks.

Jaga kolme serveerimiskausi vahel ja kaunista kuivatatud viigimarjadega. Head isu!

## Leivapuding rosinatega

*(Valmis umbes 1 tunniga | 4 portsjonit)*

Portsjoni kohta: kalorid: 474; Rasvad: 12,2g; Süsivesikud: 72 g; Valk: 14,4 g

*Koostisained*

4 tassi ühepäevast leiba, kuubikuteks

1 tass pruuni suhkrut

4 tassi kookospiima

1/2 tl vaniljeekstrakti

1 tl jahvatatud kaneeli

2 spl rummi

1/2 tassi rosinaid

*Juhised*

Alustage ahju eelkuumutamisest 360 kraadini F. Õlitage pajaroog kergelt mittenakkuva küpsetuspihustiga.

Asetage kuubikuteks lõigatud leib ettevalmistatud pajavormi.

Sega kausis põhjalikult suhkur, piim, vanill, kaneel, rumm ja rosinad. Vala keedukreem ühtlaselt saiakuubikutele.

Laske sellel umbes 15 minutit tõmmata.

Küpseta eelkuumutatud ahjus umbes 45 minutit või kuni pealt on kuldne ja tahenenud. Head isu!

## Bulguri nisu salat

*(Valmis umbes 25 minutiga | 4 portsjonit)*

Portsjoni kohta: kalorid: 359; Rasv: 15,5 g; Süsivesikud: 48,1 g; Valk: 10,1 g

*Koostisained*

1 tass bulgur-nisu

1 ½ tassi köögiviljapuljongit

1 tl meresoola

1 tl värsket ingverit, hakitud

4 supilusikatäit oliiviõli

1 sibul, hakitud

8 untsi konserveeritud garbanzo ube, nõrutatud

2 suurt röstitud paprikat, viilutatud

2 supilusikatäit värsket peterselli, jämedalt hakitud

*Juhised*

Kuumuta sügavas kastrulis bulgur-nisu- ja köögiviljapuljong keema; laske sellel kaane all küpseda 12–13 minutit.

Lase umbes 10 minutit seista ja aja kahvliga kohevaks.

Lisa ülejäänud koostisosad keedetud bulgur-nisule; serveeri toatemperatuuril või hästi jahutatult. Head isu!

## Rukkipuder mustikakattega

*(Valmis umbes 15 minutiga | 3 portsjonit)*

Portsjoni kohta: kalorid: 359; Rasv: 11 g; Süsivesikud: 56,1 g; Valk: 12,1 g

*Koostisained*

1 tass rukkihelbeid

1 tass vett

1 tass kookospiima

1 tass värskeid mustikaid

1 spl kookosõli

6 datlit, kividega

*Juhised*

Lisage sügavasse kastrulisse rukkihelbed, vesi ja kookospiim; lase keskmisel kuumusel keema tõusta. Keera kuumus tulele ja lase 5–6 minutit küpseda.

Püreesta blenderis või köögikombainis mustikad kookosõli ja datlitega.

Valage kolme kaussi ja kaunistage mustikakattega.

Head isu!

## Kookose sorgo puder

*(Valmis umbes 15 minutiga | 2 portsjonit)*

Portsjoni kohta: kalorid: 289; Rasvad: 5,1g; Süsivesikud: 57,8 g; Valk: 7,3 g

### Koostisained

1/2 tassi sorgot

1 tass vett

1/2 tassi kookospiima

1/4 tl riivitud muskaatpähklit

1/4 tl jahvatatud nelki

1/2 tl jahvatatud kaneeli

koššersool, maitse järgi

2 spl agaavisiirupit

2 spl kookoshelbeid

*Juhised*

Asetage sorgo, vesi, piim, muskaatpähkel, nelk, kaneel ja koššersool kastrulisse; hauta tasasel tulel umbes 15 minutit.

Tõsta puder lusikaga serveerimiskaussidesse. Kõige peale agaavisiirup ja kookoshelbed. Head isu!

## Isa aromaatne riis

*(Valmis umbes 20 minutiga | 4 portsjonit)*

Portsjoni kohta: kalorid: 384; Rasvad: 11,4g; Süsivesikud: 60,4 g; Valk: 8,3 g

### Koostisained

3 supilusikatäit oliiviõli

1 tl küüslauku, hakitud

1 tl kuivatatud pune

1 tl kuivatatud rosmariini

1 loorberileht

1 ½ tassi valget riisi

2 ½ tassi köögiviljapuljongit

Meresool ja Cayenne'i pipar, maitse järgi

*Juhised*

Kuumuta potis oliiviõli mõõdukalt tugeval leegil. Lisa küüslauk, pune, rosmariin ja loorberileht; hauta umbes 1 minut või kuni aromaatne.

Lisa riis ja puljong. Lase keema tõusta; keera kuumus kohe õrnalt keema.

Küpseta umbes 15 minutit või kuni kogu vedelik on imendunud. Puhasta riis kahvliga, maitsesta soola ja pipraga ning serveeri kohe.

Head isu!

## Igapäevased soolased tangud

*(Valmis umbes 35 minutiga | 4 portsjonit)*

Portsjoni kohta: kalorid: 238; Rasv: 6,5g; Süsivesikud: 38,7 g; Valk: 3,7 g

*Koostisained*

2 spl vegan võid

1 magus sibul, hakitud

1 tl küüslauku, hakitud

4 tassi vett

1 tass kivist jahvatatud kruupe

Meresool ja Cayenne'i pipar, maitse järgi

*Juhised*

Sulata kastrulis keskmisel-kõrgel kuumusel veganvõi. Kui see on kuum, küpseta sibulat umbes 3 minutit või kuni see on pehme.

Lisage küüslauk ja jätkake praadimist veel 30 sekundit või kuni aromaatne; reserv.

Kuumuta vesi mõõdukalt kõrgel kuumusel keema. Sega hulka kruubid, sool ja pipar. Keera kuumus keemiseni, kata kaanega ja jätka küpsetamist umbes 30 minutit või kuni küpsemiseni.

Sega juurde hautatud segu ja serveeri soojalt. Head isu!

## Kreeka stiilis odra salat

*(Valmis umbes 35 minutiga | 4 portsjonit)*

Portsjoni kohta: kalorid: 378; Rasv: 15,6g; Süsivesikud: 50 g; Valk: 10,7 g

### Koostisained

1 tass pärl oder

2 ¾ tassi köögiviljapuljongit

2 spl õunasiidri äädikat

4 spl ekstra neitsioliiviõli

2 paprikat, seemnetest puhastatud ja kuubikuteks lõigatud

1 šalottsibul, hakitud

2 untsi päikesekuivatatud tomateid õlis, tükeldatud

1/2 rohelist oliivi, kivideta ja viilutatud

2 supilusikatäit värsket koriandrit, jämedalt hakitud

*Juhised*

Aja oder ja puljong keskmisel-kõrgel kuumusel keema; nüüd keera kuumus keema.

Jätkake keetmist umbes 30 minutit, kuni kogu vedelik on imendunud; kahvliga kohevaks.

Viska oder äädika, oliiviõli, paprika, šalottsibula, päikesekuivatatud tomatite ja oliividega; viska hästi kombineerima.

Kaunista värske koriandriga ja serveeri toatemperatuuril või hästi jahutatult. Nautige!

## Lihtne magusmaisi jahu puder

*(Valmis umbes 15 minutiga | 2 portsjonit)*

Portsjoni kohta: kalorid: 278; Rasvad: 12,7g; Süsivesikud: 37,2 g; Valk: 3 g

*Koostisained*

2 tassi vett

1/2 tassi maisijahu

1/4 tl jahvatatud piment

1/4 teelusikatäit soola

2 spl pruuni suhkrut

2 spl mandlivõid

*Juhised*

Aja kastrulis vesi keema; seejärel lisage järk-järgult maisijahu ja keerake kuumus keemiseni.

Lisa jahvatatud piment ja sool. Lase 10 minutit küpseda.

Lisage pruun suhkur ja mandlivõi ning segage õrnalt. Head isu!

## Ema hirsimuffinid

*(Valmis umbes 20 minutiga | 8 portsjonit)*

Portsjoni kohta: kalorid: 367; Rasv: 15,9g; Süsivesikud: 53,7 g; Valk: 6,5 g

### Koostisained

2 tassi täistera nisujahu

1/2 tassi hirssi

2 tl küpsetuspulbrit

1/2 teelusikatäit soola

1 tass kookospiima

1/2 tassi kookosõli, sulatatud

1/2 tassi agaavinektarit

1/2 tl jahvatatud kaneeli

1/4 tl jahvatatud nelki

Näputäis riivitud muskaatpähklit

1/2 tassi kuivatatud aprikoose, tükeldatud

*Juhised*

Alustage ahju eelkuumutamisest 400 kraadini F. Õlitage muffinivorm kergelt mittenakkuva õliga.

Sega kausis kokku kõik kuivained. Eraldi kausis sega märjad koostisosad. Sega piimasegu jahusegu hulka; sega lihtsalt ühtlaselt niiskeks ja ära sega tainast üle.

Voldi sisse aprikoosid ja kraabi taigen ettevalmistatud muffinivormidesse.

Küpseta muffineid eelsoojendatud ahjus umbes 15 minutit või kuni muffini keskele torgatud tester väljub kuiva ja puhtana.

Enne vormi lahtivõtmist ja serveerimist laske sellel 10 minutit restil seista. Nautige!

## Ingveri pruun riis

*(Valmis umbes 30 minutiga | 4 portsjonit)*

Portsjoni kohta: kalorid: 318; Rasv: 8,8g; Süsivesikud: 53,4 g; Valk: 5,6 g

### Koostisained

1 ½ tassi pruuni riisi, loputatud

2 spl oliiviõli

1 tl küüslauku, hakitud

1 (1-tolline) tükk ingverit, kooritud ja hakitud

1/2 tl köömneid

Meresool ja jahvatatud must pipar, maitse järgi

*Juhised*

Asetage pruun riis kastrulisse ja katke 2 tolli võrra külma veega. Kuumuta keemiseni.

Keera kuumus tulele ja jätka küpsetamist umbes 30 minutit või kuni see on pehme.

Kuumuta praepannil oliiviõli keskmisel-kõrgel kuumusel. Kui see on kuum, küpseta küüslauk, ingver ja köömned aromaatseks.

Sega küüslaugu/ingveri segu kuuma riisi hulka; maitsesta soola ja pipraga ning serveeri kohe. Head isu!

## Magus kaerahelbed "tangud"

*(Valmis umbes 20 minutiga | 4 portsjonit)*

Portsjoni kohta: kalorid: 380; Rasvad: 11,1g; Süsivesikud: 59 g; Valk: 14,4 g

*Koostisained*

1 ½ tassi terasest tükeldatud kaera, leotatud üleöö

1 tass mandlipiima

2 tassi vett

Näputäis riivitud muskaatpähklit

Näputäis jahvatatud nelki

Näputäis meresoola

4 spl mandleid, viilutatud

6 datlit, kivideta ja tükeldatud

6 ploomi, tükeldatud

*Juhised*

Kuumuta sügavas kastrulis terasest tükeldatud kaer, mandlipiim ja vesi keema.

Lisa muskaatpähkel, nelk ja sool. Keera kuumus kohe tulele, kata kaanega ja jätka küpsetamist umbes 15 minutit või kuni need on pehmenenud.

Seejärel valage tangud lusikaga nelja serveerimiskaussi; lisa neile mandlid, datlid ja ploomid.

Head isu!

## Freekeh kauss kuivatatud viigimarjadega

*(Valmis umbes 35 minutiga | 2 portsjonit)*

Portsjoni kohta: kalorid: 458; Rasv: 6,8g; Süsivesikud: 90 g; Valk: 12,4 g

*Koostisained*

1/2 tassi freekeh, leotada 30 minutit, kurnata

1 1/3 tassi mandlipiima

1/4 tl meresoola

1/4 tl jahvatatud nelki

1/4 tl jahvatatud kaneeli

4 spl agaavisiirupit

2 untsi kuivatatud viigimarju, tükeldatud

*Juhised*

Asetage freekeh, piim, meresool, jahvatatud nelk ja kaneel kastrulisse. Kuumuta keskmisel-kõrgel kuumusel keemiseni.

Keera kuumus kohe 30–35 minutiks madalal tulele, aeg-ajalt segades ühtlase küpsemise soodustamiseks.

Sega juurde agaavisiirup ja viigimarjad. Valage puder eraldi kaussidesse ja serveerige. Head isu!

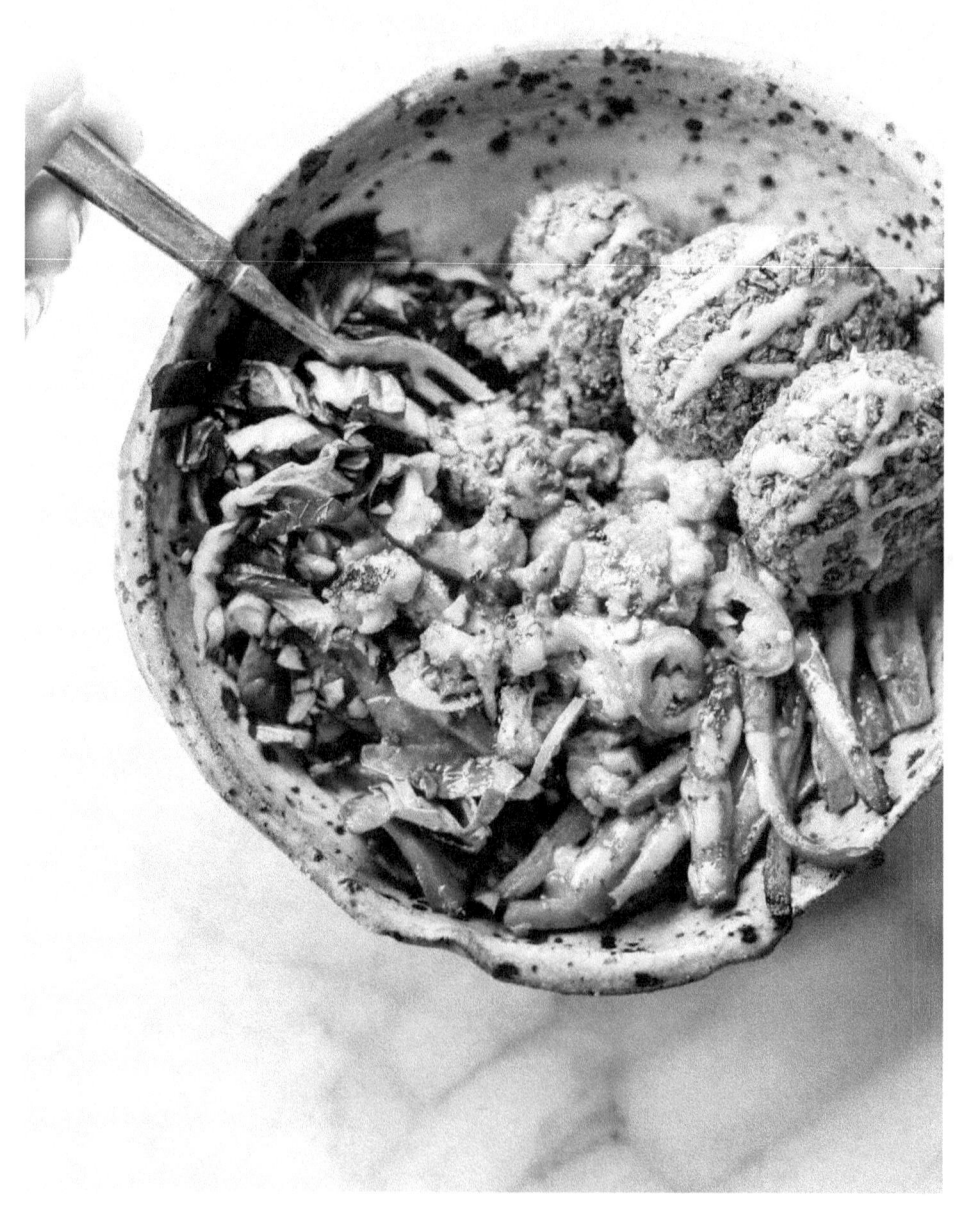

## Maisijahupuder vahtrasiirupiga

*(Valmis umbes 20 minutiga | 4 portsjonit)*

Portsjoni kohta: kalorid: 328; Rasv: 4,8g; Süsivesikud: 63,4 g; Valk: 6,6 g

*Koostisained*

2 tassi vett

2 tassi mandlipiima

1 kaneelipulk

1 vaniljekaun

1 tass kollast maisijahu

1/2 tassi vahtrasiirupit

*Juhised*

Aja kastrulis vesi ja mandlipiim keema. Lisa kaneelipulk ja vaniljekaun.

Lisage järk-järgult maisijahu, pidevalt segades; keera kuumus keema. Lase haududa umbes 15 minutit.

Nirista vahtrasiirup pudrule ja serveeri soojalt. Nautige!

## Vahemere stiilis riis

*(Valmis umbes 20 minutiga | 4 portsjonit)*

Portsjoni kohta: Kalorid: 403; Rasv: 12 g; Süsivesikud: 64,1 g; Valk: 8,3 g

*Koostisained*

3 spl veganvõid, toatemperatuuril

4 supilusikatäit talisibul, hakitud

2 küüslauguküünt, hakitud

1 loorberileht

1 tüümiani oksake, hakitud

1 rosmariini oks, tükeldatud

1 ½ tassi valget riisi

2 tassi köögiviljapuljongit

1 suur tomat, püreestatud

Meresool ja jahvatatud must pipar, maitse järgi

2 untsi Kalamata oliive, kivideta ja viilutatud

*Juhised*

Sulata kastrulis mõõdukalt kõrgel leegil veganvõi. Küpseta sibulaid umbes 2 minutit või kuni need on pehmed.

Lisage küüslauk, loorberileht, tüümian ja rosmariin ning jätkake praadimist umbes 1 minut või kuni aromaatne.

Lisa riis, puljong ja püreestatud tomat. Lase keema tõusta; keera kuumus kohe õrnalt keema.

Küpseta umbes 15 minutit või kuni kogu vedelik on imendunud. Puhasta riis kahvliga, maitsesta soola ja pipraga ning kaunista oliividega; serveeri kohe.

Head isu!

## Bulguri pannkoogid

*(Valmis umbes 50 minutiga | 4 portsjonit)*

Portsjoni kohta: kaloreid: 414; Rasvad: 21,8g; Süsivesikud: 51,8 g; Valk: 6,5 g

### Koostisained

1/2 tassi bulgur-nisujahu

1/2 tassi mandlijahu

1 tl söögisoodat

1/2 tl peent meresoola

1 tass täisrasvast kookospiima

1/2 tl jahvatatud kaneeli

1/4 tl jahvatatud nelki

4 spl kookosõli

1/2 tassi vahtrasiirupit

1 suur banaan, viilutatud

*Juhised*

Sega kausis põhjalikult jahu, söögisooda, sool, kookospiim, kaneel ja jahvatatud nelk; laske sellel 30 minutit seista, et see hästi imbuks.

Kuumuta pannil väike kogus kookosõli.

Prae pannkooke, kuni pind on kuldpruun. Kaunista vahtrasiirupi ja banaaniga. Head isu!

## Šokolaadi rukkipuder

*(Valmis umbes 10 minutiga | 4 portsjonit)*

Portsjoni kohta: kalorid: 460; Rasvad: 13,1g; Süsivesikud: 72,2 g; Valk: 15 g

### Koostisained

2 tassi rukkihelbeid

2 ½ tassi mandlipiima

2 untsi kuivatatud ploome, tükeldatud

2 untsi tumeda šokolaadi tükid

*Juhised*

Lisage sügavasse kastrulisse rukkihelbed ja mandlipiim; lase keskmisel kuumusel keema tõusta. Keera kuumus tulele ja lase 5–6 minutit küpseda.

Tõsta tulelt. Voldi hulka tükeldatud ploomid ja šokolaaditükid, sega õrnalt ühtlaseks.

Vala serveerimiskaussidesse ja serveeri soojalt.

Head isu!

## Ehtne Aafrika Mielie eine

*(Valmis umbes 15 minutiga | 4 portsjonit)*

Portsjoni kohta: kalorid: 336; Rasvad: 15,1g; Süsivesikud: 47,9 g; Valk: 4,1 g

### Koostisained

3 tassi vett

1 tass kookospiima

1 tass maisijahu

1/3 tl koššersoola

1/4 tl riivitud muskaatpähklit

1/4 tl jahvatatud nelki

4 spl vahtrasiirupit

*Juhised*

Aja kastrulis vesi ja piim keema; seejärel lisage järk-järgult maisijahu ja keerake kuumus keemiseni.

Lisage sool, muskaatpähkel ja nelk. Lase 10 minutit küpseda.

Lisa vahtrasiirup ja sega õrnalt ühtlaseks. Head isu!

## Teff puder kuivatatud viigimarjadega

*(Valmis umbes 25 minutiga | 4 portsjonit)*

Portsjoni kohta: kalorid: 356; Rasvad: 12,1g; Süsivesikud: 56,5 g; Valk: 6,8 g

### Koostisained

1 tass täistera teffi

1 tass vett

2 tassi kookospiima

2 spl kookosõli

1/2 tl jahvatatud kardemoni

1/4 tl jahvatatud kaneeli

4 spl agaavisiirupit

7-8 kuivatatud viigimarja, tükeldatud

*Juhised*

Aja täistera teff, vesi ja kookospiim keema.

Keera kuumus tulele ja lisa kookosõli, kardemon ja kaneel.

Lase küpseda 20 minutit või kuni tera on pehmenenud ja puder paksenenud. Sega juurde agaavisiirup ja sega ühtlaseks.

Kata iga serveerimiskauss hakitud viigimarjadega ja serveeri soojalt. Head isu!

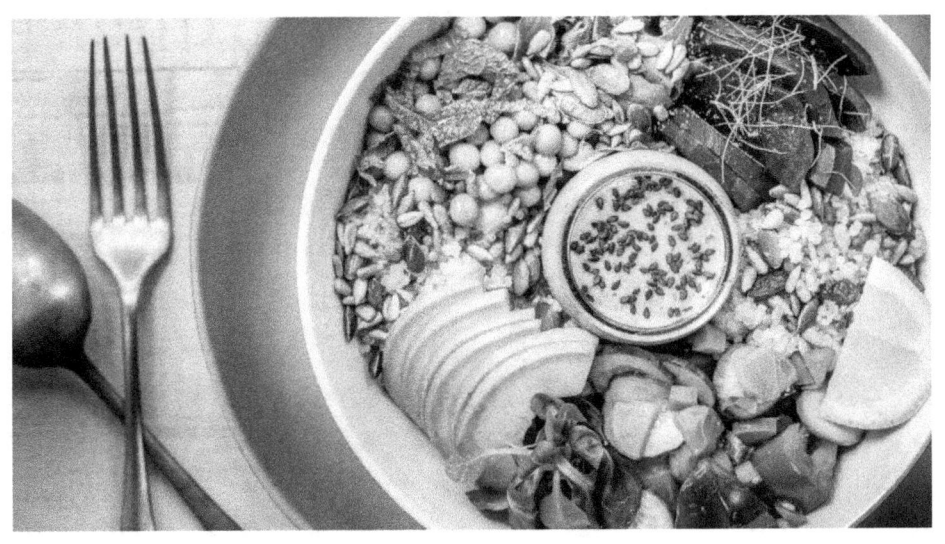

## Dekadentne leivapuding aprikoosidega

*(Valmis umbes 1 tunniga | 4 portsjonit)*

Portsjoni kohta: kalorid: 418; Rasv: 18,8g; Süsivesikud: 56,9 g; Valk: 7,3 g

### Koostisained

4 tassi ühepäevast ciabatta leiba, kuubikuteks

4 spl kookosõli, sulatatud

2 tassi kookospiima

1/2 tassi kookossuhkrut

4 supilusikatäit õunakastet

1/4 tl jahvatatud nelki

1/2 tl jahvatatud kaneeli

1 tl vaniljeekstrakti

1/3 tassi kuivatatud aprikoose, tükeldatud

*Juhised*

Alustage ahju eelkuumutamisest 360 kraadini F. Õlitage pajaroog kergelt mittenakkuva küpsetuspihustiga.

Asetage kuubikuteks lõigatud leib ettevalmistatud pajavormi.

Sega kausis põhjalikult kookosõli, piim, kookossuhkur, õunakaste, jahvatatud nelk, jahvatatud kaneel ja vanill. Vala vanillikaste ühtlaselt saiakuubikutele; murra sisse aprikoosid.

Suru laia spaatliga ja lase umbes 15 minutit tõmmata.

Küpseta eelkuumutatud ahjus umbes 45 minutit või kuni pealt on kuldne ja tahenenud. Head isu!

## Chipotle koriandri riis

*(Valmis umbes 25 minutiga | 4 portsjonit)*

Portsjoni kohta: kaloreid: 313; Rasv: 15 g; Süsivesikud: 37,1 g; Valk: 5,7 g

### Koostisained

4 supilusikatäit oliiviõli

1 chipotle pipar, seemnetest puhastatud ja tükeldatud

1 tass jasmiini riisi

1 ½ tassi köögiviljapuljongit

1/4 tassi värsket koriandrit, hakitud

Meresool ja Cayenne'i pipar, maitse järgi

*Juhised*

Kuumuta potis oliiviõli mõõdukalt tugeval leegil. Lisage pipar ja riis ning küpseta umbes 3 minutit või kuni aromaatne.

Valage köögiviljapuljong kastrulisse ja keetke; keera kuumus kohe õrnalt keema.

Küpseta umbes 18 minutit või kuni kogu vedelik on imendunud. Pühkige riis kahvliga kohevaks, lisage koriander, sool ja Cayenne'i pipar; sega hästi segunemiseks. Head isu!

## Kaerapuder mandlitega

*(Valmis umbes 20 minutiga | 2 portsjonit)*

Portsjoni kohta: Kalorid: 533; Rasvad: 13,7g; Süsivesikud: 85 g; Valk: 21,6 g

### Koostisained

1 tass vett

2 tassi mandlipiima, jagatud

1 tass valtsitud kaerahelbeid

2 spl kookossuhkrut

1/2 vaniljeessentsi

1/4 tl kardemoni

1/2 tassi mandleid, hakitud

1 banaan, viilutatud

*Juhised*

Kuumuta sügavas kastrulis vesi ja piim kiiresti keema. Lisage kaer, katke kastrul ja keerake kuumus keskmisele tasemele.

Lisa kookossuhkur, vanill ja kardemon. Jätkake küpsetamist umbes 12 minutit, perioodiliselt segades.

Tõsta segu lusikaga serveerimiskaussidesse; peal mandlite ja banaaniga. Head isu!

## Aromaatne hirsikauss

*(Valmis umbes 20 minutiga | 3 portsjonit)*

Portsjoni kohta: kalorid: 363; Rasv: 6,7g; Süsivesikud: 63,5 g; Valk: 11,6 g

*Koostisained*

1 tass vett

1 ½ tassi kookospiima

1 tass hirssi, loputatud ja nõrutatud

1/4 tl kristalliseerunud ingverit

1/4 tl jahvatatud kaneeli

Näputäis riivitud muskaatpähklit

Näputäis Himaalaja soola

2 spl vahtrasiirupit

*Juhised*

Pange vesi, piim, hirss, kristalliseerunud ingveri kaneel, muskaatpähkel ja sool kastrulisse; lase keema tõusta.

Keera kuumus tulele ja lase umbes 20 minutit küpseda; kohevaks hirss kahvli ja lusikaga üksikutesse kaussidesse.

Serveeri vahtrasiirupiga. Head isu!

## Harissa Bulguri kauss

*(Valmis umbes 25 minutiga | 4 portsjonit)*

Portsjoni kohta: kalorid: 353; Rasv: 15,5 g; Süsivesikud: 48,5 g; Valk: 8,4 g

### Koostisained

1 tass bulgur-nisu

1 ½ tassi köögiviljapuljongit

2 tassi suhkrumaisi tuuma, sulatatud

1 tass konserveeritud ube, nõrutatud

1 punane sibul, õhukeselt viilutatud

1 küüslauguküüs, hakitud

Meresool ja jahvatatud must pipar, maitse järgi

1/4 tassi harissa pasta

1 spl sidrunimahla

1 spl valget äädikat

1/4 tassi ekstra neitsioliiviõli

1/4 tassi värskeid peterselli lehti, jämedalt hakitud

*Juhised*

Kuumuta sügavas kastrulis bulgur-nisu- ja köögiviljapuljong keema; laske sellel kaane all küpseda 12–13 minutit.

Laske 5–10 minutit seista ja ajage bulgur kahvliga kohevaks.

Lisa ülejäänud koostisosad keedetud bulgur-nisule; serveeri soojalt või toatemperatuuril. Head isu!

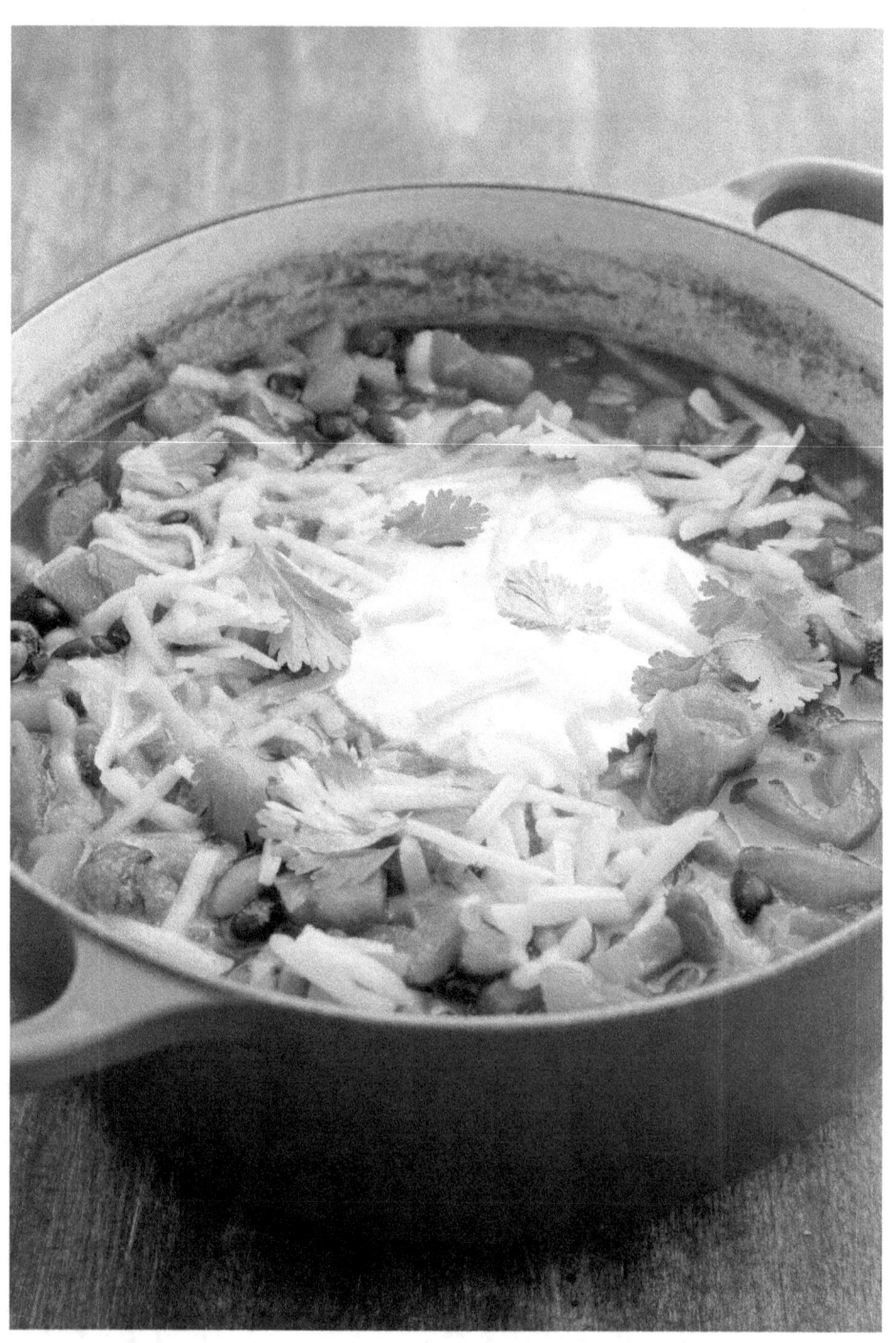

## Kookose kinoapuding

*(Valmis umbes 20 minutiga | 3 portsjonit)*

Portsjoni kohta: kalorid: 391; Rasv: 10,6g; Süsivesikud: 65,2 g; Valk: 11,1 g

### Koostisained

1 tass vett

1 tass kookospiima

1 tass kinoa

Näputäis koššersoola

Näputäis jahvatatud pimenti

1/2 tl kaneeli

1/2 tl vaniljeekstrakti

4 spl agaavisiirupit

1/2 tassi kookoshelbeid

*Juhised*

Pane vesi, kookospiim, kinoa, sool, jahvatatud piment, kaneel ja vaniljeekstrakt kastrulisse.

Kuumuta see keskmisel-kõrgel kuumusel keema. Keera kuumus tulele ja lase umbes 20 minutit küpseda; tõmmake kahvliga kohevaks ja lisage agaavisiirup.

Jaga kolme serveerimiskausi vahel ja kaunista kookoshelvestega. Head isu!

## Cremini seene risotto

*(Valmis umbes 20 minutiga | 3 portsjonit)*

Portsjoni kohta: kalorid: 513; Rasv: 12,5g; Süsivesikud: 88 g; Valk: 11,7 g

### Koostisained

3 supilusikatäit vegan võid

1 tl küüslauku, hakitud

1 tl tüümiani

1 nael viilutatud Cremini seeni

1 ½ tassi valget riisi

2 ½ tassi köögiviljapuljongit

1/4 tassi kuiva šerri veini

Koššersool ja jahvatatud must pipar, maitse järgi

3 supilusikatäit värsket talisibulat, õhukeselt viilutatud

*Juhised*

Sulata kastrulis mõõdukalt kõrgel leegil veganvõi. Küpseta küüslauku ja tüümiani umbes 1 minut või kuni need muutuvad aromaatseks.

Lisage seened ja jätkake praadimist, kuni need vabastavad vedeliku või umbes 3 minutit.

Lisa riis, köögiviljapuljong ja šerrivein. Lase keema tõusta; keera kuumus kohe õrnalt keema.

Küpseta umbes 15 minutit või kuni kogu vedelik on imendunud. Puhastage riis kahvliga, maitsestage soola ja pipraga ning kaunistage värske sibulaga.

Head isu!

## Värviline risotto köögiviljadega

*(Valmis umbes 35 minutiga | 5 portsjonit)*

Portsjoni kohta: kalorid: 363; Rasv: 7,5 g; Süsivesikud: 66,3 g; Valk: 7,7 g

*Koostisained*

2 spl seesamiõli

1 sibul, hakitud

2 paprikat, tükeldatud

1 pastinaak, lõigatud ja tükeldatud

1 porgand, tükeldatud ja tükeldatud

1 tass brokkoli õisikuid

2 küüslauguküünt, peeneks hakitud

1/2 tl jahvatatud köömneid

2 tassi pruuni riisi

Meresool ja must pipar, maitse järgi

1/2 tl jahvatatud kurkumit

2 supilusikatäit värsket koriandrit, peeneks hakitud

*Juhised*

Kuumuta seesamiõli kastrulis keskmisel-kõrgel kuumusel.

Kui see on kuum, küpseta sibul, paprika, pastinaak, porgand ja brokkoli umbes 3 minutit, kuni need muutuvad aromaatseks.

Lisage küüslauk ja jahvatatud köömned; jätkake küpsetamist veel 30 sekundit, kuni see muutub aromaatseks.

Asetage pruun riis kastrulisse ja katke 2 tolli võrra külma veega. Kuumuta keemiseni. Keera kuumus tulele ja jätka küpsetamist umbes 30 minutit või kuni see on pehme.

Sega riis köögiviljasegusse; maitsesta soola, musta pipra ja jahvatatud kurkumiga; kaunista värske koriandriga ja serveeri kohe. Head isu!

## Amaranti tangud kreeka pähklitega

*(Valmis umbes 35 minutiga | 4 portsjonit)*

Portsjoni kohta: kalorid: 356; Rasv: 12 g; Süsivesikud: 51,3 g; Valk: 12,2 g

*Koostisained*

2 tassi vett

2 tassi kookospiima

1 tass amaranti

1 kaneelipulk

1 vaniljekaun

4 spl vahtrasiirupit

4 spl kreeka pähkleid, hakitud

*Juhised*

Kuumuta vesi ja kookospiim keskmisel-kõrgel kuumusel keema; lisage amarant, kaneel ja vanill ning keerake kuumus keema.

Laske küpseda umbes 30 minutit, aeg-ajalt segades, et amarant ei jääks panni põhja külge.

Kõige peale tõsta vahtrasiirup ja kreeka pähklid. Head isu!

## Odrapilaf metsseentega

*(Valmis umbes 45 minutiga | 4 portsjonit)*

Portsjoni kohta: Kalorid: 288; Rasv: 7,7g; Süsivesikud: 45,3 g; Valk: 12,1 g

### Koostisained

2 spl vegan võid

1 väike sibul, hakitud

1 tl küüslauku, hakitud

1 jalapeno pipar, seemnetest puhastatud ja hakitud

1 kilo metsaseeni, viilutatud

1 tass keskmist pärl otra, loputatud

2 ¾ tassi köögiviljapuljongit

*Juhised*

Sulata veganvõi kastrulis keskmisel-kõrgel kuumusel.

Kui see on kuum, küpseta sibulat umbes 3 minutit, kuni see on pehme.

Lisage küüslauk, jalapeno pipar, seened; jätkake praadimist 2 minutit või kuni aromaatne.

Lisage oder ja puljong, katke kaanega ja jätkake podisemist umbes 30 minutit. Kui kogu vedelik on imendunud, laske odral umbes 10 minutit puhata kahvliga.

Maitse ja kohanda maitseaineid. Head isu!

## Magusad maisileiva muffinid

*(Valmis umbes 30 minutiga | 8 portsjonit)*

Portsjoni kohta: kalorid: 311; Rasvad: 13,7g; Süsivesikud: 42,3 g; Valk: 4,5 g

### Koostisained

1 tass universaalset jahu

1 tass kollast maisijahu

1 tl küpsetuspulbrit

1 tl söögisoodat

1 tl koššersoola

1/2 tassi suhkrut

1/2 tl jahvatatud kaneeli

1 1/2 tassi mandlipiima

1/2 tassi vegan võid, sulatatud

2 spl õunakastet

*Juhised*

Alustage ahju eelkuumutamisest 420 kraadini F. Nüüd piserdage muffinivormi mittenakkuva küpsetuspritsiga.

Sega kausis põhjalikult jahu, maisijahu, sooda, küpsetuspulber, sool, suhkur ja kaneel.

Lisage järk-järgult piim, või ja õunakaste, pidevalt vahustades, et vältida tükkide moodustumist.

Kraabi taigen ettevalmistatud muffinivormi. Küpseta muffineid umbes 25 minutit või kuni keskele sisestatud tester tuleb kuiva ja puhtana välja.

Enne vormist lahtivõtmist ja serveerimist tõsta need restile 5 minutiks puhkama. Head isu!

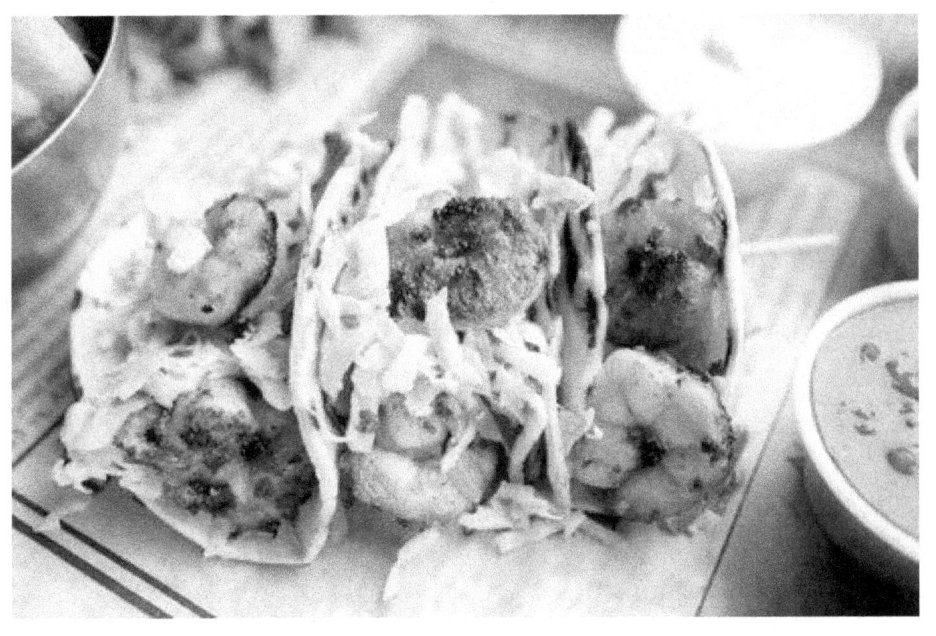

## Aromaatne riisipuding kuivatatud viigimarjadega

*(Valmis umbes 45 minutiga | 4 portsjonit)*

Portsjoni kohta: kalorid: 407; Rasv: 7,5 g; Süsivesikud: 74,3 g; Valk: 10,7 g

*Koostisained*

2 tassi vett

1 tass keskmise teraga valget riisi

3 ½ tassi kookospiima

1/2 tassi kookossuhkrut

1 kaneelipulk

1 vaniljekaun

1/2 tassi kuivatatud viigimarju, hakitud

4 spl kookospähklit, hakitud

*Juhised*

Aja kastrulis vesi keskmisel-kõrgel kuumusel keema. Keera kuumus kohe tulele, lisa riis ja lase umbes 20 minutit küpseda.

Lisa piim, suhkur ja vürtsid ning jätka pidevalt segades veel 20 minutit, et riis ei jääks pannile kinni.

Top kuivatatud viigimarjad ja kookospähkel; serveeri oma puding soojalt või toatemperatuuril. Head isu!

## Potage au Quinoa

*(Valmis umbes 25 minutiga | 4 portsjonit)*

Portsjoni kohta: kalorid: 466; Rasvad: 11,1g; Süsivesikud: 76 g; Valk: 16,1 g

*Koostisained*

2 spl oliiviõli

1 sibul, hakitud

4 keskmist kartulit, kooritud ja kuubikuteks lõigatud

1 porgand, tükeldatud ja kuubikuteks lõigatud

1 pastinaak, kärbitud ja kuubikuteks lõigatud

1 jalapeno pipar, seemnetest puhastatud ja tükeldatud

4 tassi köögiviljapuljongit

1 tass kinoa

Meresool ja jahvatatud valge pipar, maitse järgi

*Juhised*

Kuumuta paksupõhjalises potis oliiviõli keskmisel-kõrgel kuumusel. Prae sibulat, kartulit, porgandit, pastinaaki ja pipart umbes 5 minutit või kuni need on pehmenenud.

Lisa köögiviljapuljong ja kinoa; lase keema tõusta.

Keera kuumus kohe tasasel tulel umbes 15 minutiks või kuni kinoa on pehme.

Maitsesta soola ja pipraga maitse järgi. Püreesta oma taim sukelmiksriga. Kuumutage segu vahetult enne serveerimist uuesti ja nautige!

## Sorgo kauss mandlitega

*(Valmis umbes 15 minutiga | 4 portsjonit)*

Portsjoni kohta: kalorid: 384; Rasvad: 14,7g; Süsivesikud: 54,6 g; Valk: 13,9 g

### Koostisained

1 tass sorgot

3 tassi mandlipiima

Näputäis meresoola

Näputäis riivitud muskaatpähklit

1/2 tl jahvatatud kaneeli

1/4 tl jahvatatud kardemoni

1 tl kristalliseerunud ingverit

4 spl pruuni suhkrut

4 spl mandleid, viilutatud

*Juhised*

Asetage sorgo, mandlipiim, sool, muskaatpähkel, kaneel, kardemon ja kristalliseerunud ingver kastrulisse; hauta tasasel tulel umbes 15 minutit.

Lisage pruun suhkur, segage ja lusikaga puder serveerimiskaussidesse.

Kõige peale mandlid ja serveeri kohe. Head isu!

## Bulguri muffinid rosinatega

*(Valmis umbes 20 minutiga | 6 portsjonit)*

Portsjoni kohta: kalorid: 306; Rasvad: 12,1g; Süsivesikud: 44,6 g; Valk: 6,1 g

*Koostisained*

1 tass bulgurit, keedetud

4 spl kookosõli, sulatatud

1 tl küpsetuspulbrit

1 tl söögisoodat

2 supilusikatäit linamuna

1 ¼ tassi universaalset jahu

1/2 tassi kookosjahu

1 tass kookospiima

4 spl pruuni suhkrut

1/2 tassi rosinaid, pakitud

*Juhised*

Alustage ahju eelkuumutamisest 420 kraadini F. Pritsige muffinivormi nakkumatu toiduõliga.

Sega kõik kuivained põhjalikult. Lisage keedetud bulgur.

Teises kausis vahusta kõik märjad koostisained; lisa märg segu bulgurisegule; murra sisse rosinad.

Sega, kuni kõik on hästi segunenud, kuid mitte üle segatud; lusikaga taigen ettevalmistatud muffinisse.

Nüüd küpseta muffineid umbes 16 minutit või seni, kuni tester väljub kuiva ja puhtana. Head isu!

## Vanaaegne pilaf

*(Valmis umbes 45 minutiga | 4 portsjonit)*

Portsjoni kohta: kalorid: 532; Rasvad: 11,4g; Süsivesikud: 93 g; Valk: 16,3 g

*Koostisained*

2 spl seesamiõli

1 šalottsibul, viilutatud

2 paprikat, seemnetest puhastatud ja viilutatud

3 küüslauguküünt, hakitud

10 untsi austrite seeni, puhastatud ja viilutatud

2 tassi pruuni riisi

2 tomatit, püreestatud

2 tassi köögiviljapuljongit

Sool ja must pipar, maitse järgi

1 tass suhkrumaisi tuuma

1 tass rohelisi herneid

*Juhised*

Kuumuta seesamiõli kastrulis keskmisel-kõrgel kuumusel.

Kui see on kuum, küpseta šalottsibulat ja paprikat umbes 3 minutit, kuni need on pehmed.

Lisage küüslauk ja austri seened; jätkake praadimist umbes 1 minut, kuni see muutub aromaatseks.

Kergelt õliga määritud pajavormi pane seeneseguga läbi voolanud riis, tomatid, puljong, sool, must pipar, mais ja rohelised herned.

Küpsetage kaanega 375 kraadi F juures umbes 40 minutit, segades 20 minuti pärast. Head isu!

## Freekeh salat Za'atariga

*(Valmis umbes 35 minutiga | 4 portsjonit)*

Portsjoni kohta: kalorid: 352; Rasvad: 17,1g; Süsivesikud: 46,3 g; Valk: 8 g

### Koostisained

1 tass tasuta

2 ½ tassi vett

1 tass viinamarjatomateid, poolitatud

2 paprikat, seemnetest puhastatud ja viilutatud

1 habanero pipar, seemnetest puhastatud ja viilutatud

1 sibul, õhukeselt viilutatud

2 spl värsket koriandrit, hakitud

2 spl värsket peterselli, hakitud

2 untsi rohelisi oliive, kivideta ja viilutatud

1/4 tassi ekstra neitsioliiviõli

2 spl sidrunimahla

1 tl deli sinepit

1 tl za'atari

Meresool ja jahvatatud must pipar, maitse järgi

*Juhised*

Asetage freekeh ja vesi kastrulisse. Kuumuta keskmisel-kõrgel kuumusel keemiseni.

Keera kuumus kohe 30–35 minutiks madalal tulele, aeg-ajalt segades ühtlase küpsemise soodustamiseks. Lase täielikult jahtuda.

Viska keedetud freekeh koos ülejäänud koostisosadega. Viska hästi kokku.

Head isu!

# Taimne amarandisupp

*(Valmis umbes 30 minutiga | 4 portsjonit)*

Portsjoni kohta: Kalorid: 196; Rasvad: 8,7g; Süsivesikud: 26,1 g; Valk: 4,7 g

*Koostisained*

2 spl oliiviõli

1 väike šalottsibul, hakitud

1 porgand, tükeldatud ja tükeldatud

1 pastinaak, lõigatud ja tükeldatud

1 tass kollast kõrvitsat, kooritud ja tükeldatud

1 tl apteegitilli seemneid

1 tl selleriseemneid

1 tl kurkumipulbrit

1 loorber

1/2 tassi amaranti

2 tassi koort sellerisuppi

2 tassi vett

2 tassi kaelusroheline, tükkideks rebitud

Meresool ja jahvatatud must pipar, maitse järgi

*Juhised*

Kuumuta paksupõhjalises potis oliiviõli särisema. Kui see on kuum, pruunistage šalottsibulat, porgandit, pastinaaki ja suvikõrvitsat 5 minutit või kuni need on pehmed.

Seejärel pruunistage apteegitilli seemneid, selleriseemneid, kurkumipulbrit ja loorberit umbes 30 sekundit, kuni need muutuvad aromaatseks.

Lisa amarant, supp ja vesi. Keera kuumus keema. Katke ja laske 15–18 minutit podiseda.

Seejärel lisa kaelusroheline, maitsesta soola ja musta pipraga ning hauta veel 5 minutit. Nautige!

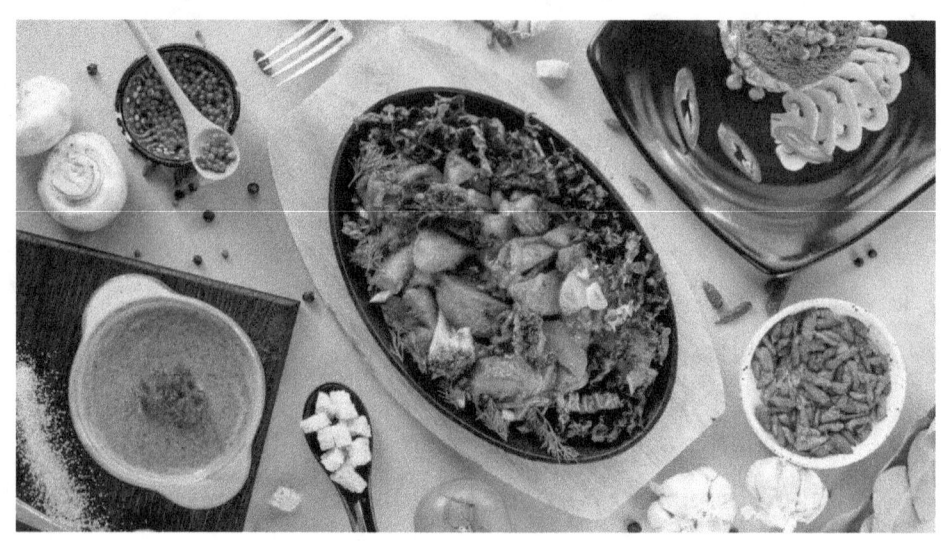

## Polenta seente ja kikerhernestega

*(Valmis umbes 25 minutiga | 4 portsjonit)*

Portsjoni kohta: kalorid: 488; Rasvad: 12,2g; Süsivesikud: 71 g; Valk: 21,4 g

### Koostisained

3 tassi köögiviljapuljongit

1 tass kollast maisijahu

2 spl oliiviõli

1 sibul, hakitud

1 paprika, seemnetest puhastatud ja viilutatud

1 nael viilutatud Cremini seeni

2 küüslauguküünt, hakitud

1/2 tassi kuiva valget veini

1/2 tassi köögiviljapuljongit

Koššersool ja värskelt jahvatatud must pipar, maitse järgi

1 tl paprikat

1 kl konserveeritud kikerherneid, nõrutatud

*Juhised*

Kuumuta keskmises kastrulis keskmisel-kõrgel kuumusel köögiviljapuljong keemiseni. Nüüd lisage tükkide vältimiseks pidevalt vahustades maisijahu.

Alanda kuumust keemiseni. Jätkake keetmist aeg-ajalt vispeldades umbes 18 minutit, kuni segu on paksenenud.

Samal ajal kuumuta kastrulis mõõdukalt kõrgel kuumusel oliiviõli. Küpseta sibulat ja pipart umbes 3 minutit või kuni need on pehmed ja lõhnavad.

Lisage seened ja küüslauk; jätkake praadimist, lisades järk-järgult veini ja puljongit, veel 4 minutit või kuni see on keedetud. Maitsesta soola, musta pipra ja paprikaga. Sega hulka kikerherned.

Tõsta seenesegu polenta peale ja serveeri soojalt. Head isu!

## Teffi salat avokaado ja ubadega

*(Valmis umbes 20 minutiga + jahutusaeg | 2 portsjonit)*

Portsjoni kohta: kalorid: 463; Rasvad: 21,2g; Süsivesikud: 58,9 g; Valk: 13,1 g

*Koostisained*

2 tassi vett

1/2 tassi teffi tera

1 tl värsket sidrunimahla

3 spl vegan majoneesi

1 tl deli sinepit

1 väike avokaado, kivideta, kooritud ja viilutatud

1 väike punane sibul, õhukeselt viilutatud

1 väike pärsia kurk, viilutatud

1/2 tassi konserveeritud ube, nõrutatud

2 tassi beebispinatit

*Juhised*

Kuumuta vesi sügavas kastrulis kõrgel kuumusel keema. Lisage teffi tera ja keerake kuumus madalaks.

Jätkake küpsetamist kaanega umbes 20 minutit või kuni see on pehme. Lase täielikult jahtuda.

Lisa ülejäänud koostisosad ja sega ühtlaseks. Serveeri toatemperatuuril. Head isu!

## Üleöö kaerahelbed kreeka pähklitega

*(Valmis umbes 5 minutiga + jahutusaeg | 3 portsjonit)*

Portsjoni kohta: kalorid: 423; Rasv: 16,8g; Süsivesikud: 53,1 g; Valk: 17,3 g

*Koostisained*

1 tass vanaaegset kaera

3 spl chia seemneid

1 ½ tassi kookospiima

3 tl agaavisiirupit

1 tl vaniljeekstrakti

1/2 tl jahvatatud kaneeli

3 supilusikatäit kreeka pähkleid, hakitud

Näputäis soola

Näputäis riivitud muskaatpähklit

*Juhised*

Jaga koostisosad kolme masonpurgi vahel.

Kata ja raputa, et see hästi seguneks. Laske neil üleöö külmikus seista.

Enne serveerimist võite lisada veidi piima. Nautige!

## Laimi kookospähkli kaste

*(Valmis umbes 10 minutiga | 7 portsjonit)*

Portsjoni kohta: Kalorid: 87; Rasv: 8,8g; Süsivesikud: 2,6 g; Valk: 0,8 g

### Koostisained

1 tl kookosõli

1 suur küüslauguküüs, hakitud

1 tl värsket ingverit, hakitud

1 tass kookospiima

1 laim, värskelt pressitud ja koorest puhastatud

Näputäis Himaalaja kivisoola

### Juhised

Sulata väikeses potis keskmisel kuumusel kookosõli. Kui see on kuum, küpseta küüslauku ja ingverit umbes 1 minut või kuni need muutuvad aromaatseks.

Keera kuumus keemiseni ja lisa kookospiim, laimimahl, laimikoor ja sool; jätkake keetmist 1 minut või kuni kuumenemiseni.

Head isu!

# Kodune guacamole

*(Valmis umbes 10 minutiga | 7 portsjonit)*

Portsjoni kohta: Kalorid: 107; Rasv: 8,6g; Süsivesikud: 7,9 g; Valk: 1,6 g

**Koostisained**

2 avokaadot, kooritud, kivideta

1 sidrun, mahl

Meresool ja jahvatatud must pipar, maitse järgi

1 väike sibul, tükeldatud

2 supilusikatäit hakitud värsket koriandrit

1 suur tomat, tükeldatud

*Juhised*

Püreesta avokaadod koos ülejäänud koostisosadega segamisnõus.

Asetage guacamole serveerimiseks külmkappi. Head isu!

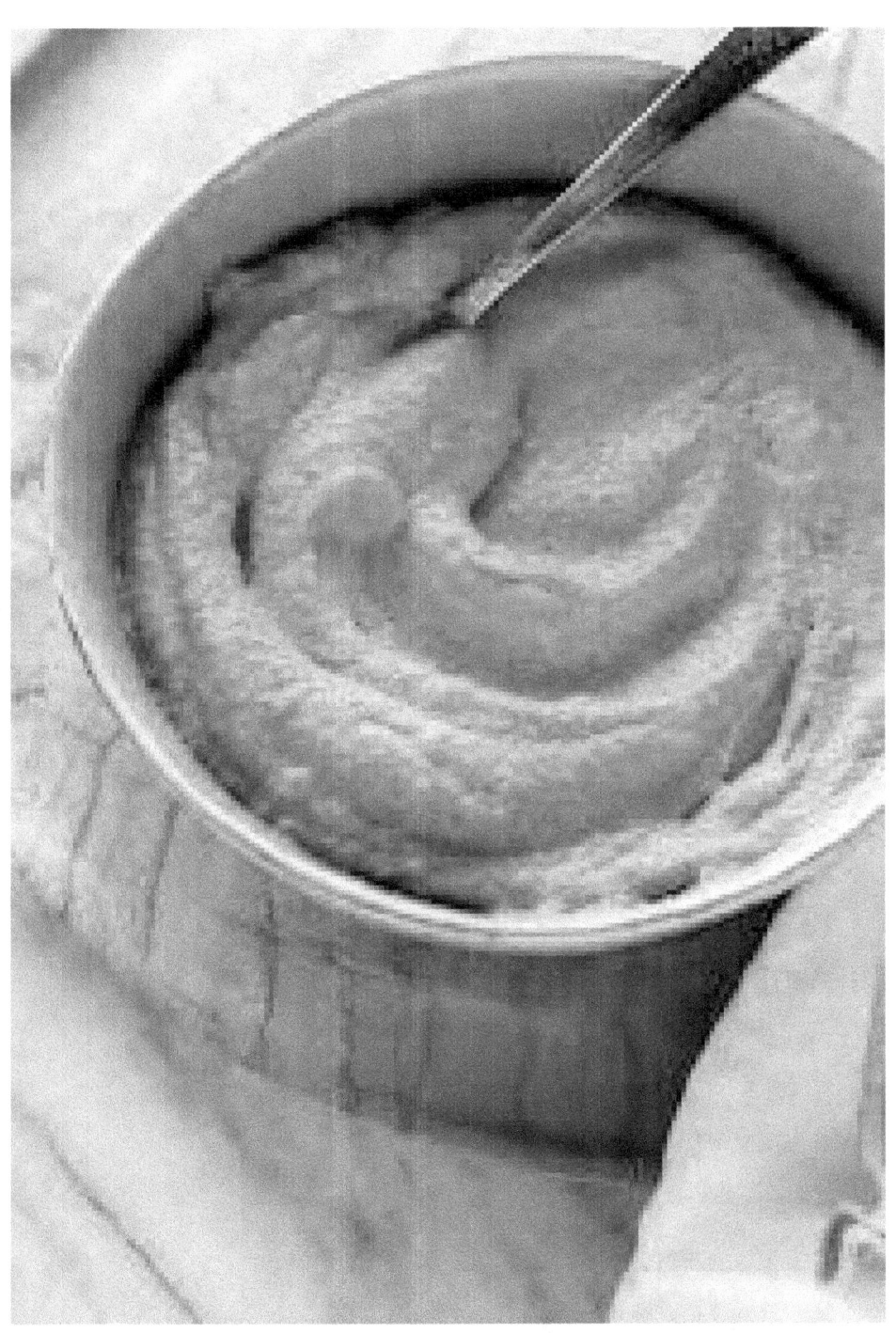

# Läbi aegade lihtsaim vegan Mayo

*(Valmis umbes 15 minutiga | 6 portsjonit)*

Portsjoni kohta: kalorid: 167; Rasvad: 18,1g; Süsivesikud: 0,7 g; Valk: 0,4 g

## Koostisained

1/2 tassi oliiviõli, toatemperatuuril

1/4 tassi riisipiima, magustamata, toatemperatuuril

1 tl kollast sinepit

1 spl värsket sidrunimahla

1/3 tl koššersoola

*Juhised*

Segage piim, sinep, sidrunimahl ja sool oma kiirblenderiga.

Masina töötamise ajal lisage järk-järgult oliiviõli ja jätkake segamist madalal kiirusel, kuni segu on paksenenud.

Hoida külmkapis umbes 6 päeva. Head isu!

## Päevalille- ja kanepiseemnevõi

*(Valmis umbes 15 minutiga | Portsjoneid 16)*

Portsjoni kohta: kalorid: 124; Rasv: 10,6g; Süsivesikud: 4,9 g; Valk: 4,3 g

### Koostisained

2 tassi päevalilleseemneid, kooritud ja röstitud

4 spl kanepiseemneid

2 spl linaseemnejahu

Näputäis soola

Näputäis riivitud muskaatpähklit

2 datlit, kividega

*Juhised*

Blits päevalilleseemneid köögikombainis, kuni moodustub või.

Lisa ülejäänud koostisosad ja jätka blenderdamist kuni kreemjaks ja ühtlaseks massiks.

Maitse ja kohanda maitset vastavalt vajadusele. Head isu!

## Kreemjas sinepikaste

*(Valmis umbes 35 minutiga | 4 portsjonit)*

Portsjoni kohta: Kalorid: 73; Rasvad: 4,2g; Süsivesikud: 7,1 g; Valk: 1,7 g

*Koostisained*

1/2 tavalist hummust

1 tl värsket küüslauku, hakitud

1 spl deli sinepit

1 spl ekstra neitsioliiviõli

1 spl värsket laimimahla

1 tl punase pipra helbeid

1/2 tl meresoola

1/4 tl jahvatatud musta pipart

*Juhised*

Sega kõik koostisained segamisnõus põhjalikult kokku.

Enne serveerimist laske sellel umbes 30 minutit külmikus seista.

Head isu!

## Traditsiooniline Balkani stiilis Ajvar

*(Valmis umbes 30 minutiga | 6 portsjonit)*

Portsjoni kohta: Kalorid: 93; Rasv: 4,9g; Süsivesikud: 11,1 g; Valk: 1,8 g

### Koostisained

4 punast paprikat

1 väike baklažaan

1 küüslauguküüs, purustatud

2 spl oliiviõli

1 tl valget äädikat

Koššersool ja jahvatatud must pipar, maitse järgi

### Juhised

Grilli paprikat ja baklažaane, kuni need on pehmed ja söestunud.

Pane paprikad kilekotti ja lase umbes 15 minutit aurutada.

Eemaldage paprika ja baklažaani nahk, seemned ja südamik.

Seejärel pange need köögikombaini kaussi. Lisage küüslauk, oliiviõli, äädikas, sool ja must pipar ning jätkake segamist, kuni see on hästi segunenud.

www.ingramcontent.com/pod-product-compliance
Lightning Source LLC
Chambersburg PA
CBHW071430080526
44587CB00014B/1792